ちゃんとした薬剤経済学
― 正しい「医療とお金」とは？―

東京大学大学院薬学系　　五 十 嵐　　中　著
研究科特任准教授

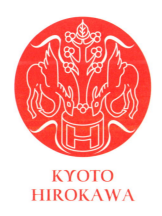

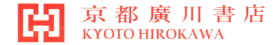

ま え が き

「経済学とあるので，あまり興味がなかった」
「お金の話は今まで全然縁がなかった」
「薬局がどうやったら儲かるかの話だと思った」

　…さまざまな薬科大学・薬学部で講義を担当して10年．感想の書き出しは10年前も今も変わりません．薬学部の人達にとって，なじみ深いのは薬理学や薬物動態学．薬が効くしくみは面白いし，興味も湧くでしょうが，「薬代は誰が面倒を見ているか」「薬代に見合った効き目があるか」のような話は，考えたこともない，むしろ考えたくもない人がほとんどだったと思います．

　ともかく効く薬をつくる．お金の話は二の次，三の次．1分でも1秒でも長生きできるために，全力を尽くすのが医療．地球より重い人命を扱う時に，お金の話を持ち込むべきでない…ほんの数年前までは，十分に社会経験を積んだ先生でも，むしろ積んでいればいるほど，お金の話をタブー視する空気がありました．

　医療に回すお金が足りないならば，皆から取るお金を増やせばいい．保険料を上げたり，税金を上げたり，病院で払う自己負担額を上げたり，これまでの対策の多くはお金の入手先に関するもので，使い道に関する議論は敬遠されてきました．

　2015年から，風向きが急速に変わります．「魔法の薬」と称賛された薬剤が，一転して「国の財政を揺るがす存在」と位置づけられ，高額薬剤の医療費の問題が，保険制度の持続可能性とセットで扱われるようになりました．

　この問題は「大人」の問題ではなく，皆さんのような学生にとってより切実な問題なのです．皆さんが社会に出て，社会保障を支える側になり，やがて数十年後に支えられる側になるその時まで，質の高い保険制度を維持していかねばなりません．お金の話をタブーにできる時代は，もはや過去のものです．

　この本では，「医療とお金」「命とお金」の問題を数字で取り扱う薬剤経済学の発想を，基礎からやさしく解説します．

　最後に，出版のきっかけを与えて，二枚腰三枚腰で対応して頂いた京都廣川書店の廣川重男社長，鈴木利江子氏，清野洋司氏ならびに同社編集部の方々に，心から感謝いたします．

2018年3月

五十嵐　中

目　次

序　章　　　　　　　　　　　　　　　　　　　　　　　　　*1*

第1章　なんで，医療経済―医療の特殊性―　　　　　　*5*

1-1　医療経済学の目標とは？ ……………………………………………… 5
1-2　なぜ，経済学のなかで医療経済学か？ …………………………… 5
　　　1-2-1　需要の不確実性―病気やケガは，いつやってくる？　　*6*
　　　1-2-2　情報の非対称性―医療の売り手・買い手とは？　　*6*
　　　1-2-3　外部性―その治療，誰のため？　　*7*
　　　1-2-4　公平性―誰もが必要な医療　　*7*
1-3　おわりに …………………………………………………………………… 8

第2章　公的医療制度のしくみ　　　　　　　　　　　　*9*

2-1　そもそも，保険とは？ ……………………………………………… 9
2-2　公的保険と民間保険の違いとは？ ……………………………… 10
2-3　国民皆保険とは？ ………………………………………………… 11
2-4　どんな種類の保険があるか？ …………………………………… 12
2-5　高騰する医療費に，どう立ち向かうか？ …………………… 15
　　　Column　保険者と被保険者　　*16*
　　　Column　「加入してもしなくても OK」はなぜダメか？
　　　　　　　―逆選択とクリームスキミング―　　*17*

第3章　薬剤経済，なぜ必要？　　　　　　　　　　　　*19*

3-1　費用対効果の「誤解」 ……………………………………………… 19
3-2　医療費削減と，費用対効果の関係は？ ……………………… 20
3-3　高くてよく効く薬，どのように評価する？ ………………… 21
3-4　増分費用効果比 ICER の優劣は？ ……………………………… 24

第4章　薬剤経済評価の基礎手法　　*27*

4-1　費用最小化分析（CMA）····································*27*
4-2　費用効果分析（CEA）・費用効用分析（CUA）··········*28*
4-3　費用便益分析（CBA）····································*30*

第5章　費用の推計法（1）―分析の立場―　　*31*

5-1　誰の財布を考える？―分析の立場···························*31*
5-2　動くお金，動かないお金···································*34*
5-3　さまざまな生産性損失―仕事ができない？　はかどらない？·······*35*
5-4　生産性損失の測り方は？―人的資本法・摩擦費用法···*36*
5-5　生産性損失は常に「切り札」たりうるか？·············*37*
5-6　そもそも，閾値とは？···································*39*

第6章　費用の推計法（2）―単価と資源消費量の推計―　　*41*

6-1　費用の算出法（1）―単価の推計法·····················*41*
6-2　費用の算出法（2）―資源消費量の推計法··············*42*
6-3　レセプトデータの活用法？·······························*43*
6-4　そもそも，病気の医療費とは？·······························*44*

第7章　効果のはかり方（1）　　*45*

7-1　効果の分類法その（1）―真のアウトカム・代理のアウトカム···*45*
7-2　効果の分類法その（2）―プライマリアウトカム・セカンダリアウトカム···*46*
7-3　信頼性の基準―研究デザインとエビデンスレベル·············*46*
　　7-3-1　症例報告　*47*
　　7-3-2　症例集積　*48*
　　7-3-3　コホート研究　*49*
　　7-3-4　比較臨床試験CCT　*50*
　　7-3-5　ランダム化比較試験　*51*
　　7-3-6　盲検化？二重盲検？　*52*
　　7-3-7　症例対照研究　*53*
　　7-3-8　メタアナリシス・システマティックレビュー　*54*
7-4　おわりに―エビデンスレベルの他に，考えるべきこと·············*55*

第8章　効果のはかり方（2）　　57

8-1　効果あっての費用対効果？ ⋯⋯⋯⋯⋯⋯⋯⋯⋯⋯⋯⋯⋯⋯⋯⋯⋯ 57

8-2　何と比べるか？比較対照の設定法 ⋯⋯⋯⋯⋯⋯⋯⋯⋯⋯⋯⋯⋯ 58

8-3　間接比較をどのように行うか？ネットワークメタアナリシス ⋯⋯⋯⋯⋯ 59

8-4　観察研究からデータを「ひねり出す」⋯⋯⋯⋯⋯⋯⋯⋯⋯⋯⋯⋯ 60

8-5　QOL と PRO ⋯⋯⋯⋯⋯⋯⋯⋯⋯⋯⋯⋯⋯⋯⋯⋯⋯⋯⋯⋯⋯⋯ 60

8-6　QALY の役割 ⋯⋯⋯⋯⋯⋯⋯⋯⋯⋯⋯⋯⋯⋯⋯⋯⋯⋯⋯⋯⋯⋯ 61

8-7　QALY の閾値とは？ ⋯⋯⋯⋯⋯⋯⋯⋯⋯⋯⋯⋯⋯⋯⋯⋯⋯⋯⋯ 62

8-8　閾値の運用法 ⋯⋯⋯⋯⋯⋯⋯⋯⋯⋯⋯⋯⋯⋯⋯⋯⋯⋯⋯⋯⋯⋯ 64

　　Column　QOL 値の測定法　　65

第9章　モデルを使った分析手法（1）　　67

9-1　なぜ，モデル分析が必要か？ ⋯⋯⋯⋯⋯⋯⋯⋯⋯⋯⋯⋯⋯⋯⋯ 67

9-2　決定樹モデルとは？ ⋯⋯⋯⋯⋯⋯⋯⋯⋯⋯⋯⋯⋯⋯⋯⋯⋯⋯⋯ 69

9-3　判断樹モデルの限界 ⋯⋯⋯⋯⋯⋯⋯⋯⋯⋯⋯⋯⋯⋯⋯⋯⋯⋯⋯ 73

第10章　モデルを使った分析手法（2）　　75

10-1　マルコフモデルの基本概念とは？ ⋯⋯⋯⋯⋯⋯⋯⋯⋯⋯⋯⋯⋯ 75

10-2　より応用的なモデルとは？ ⋯⋯⋯⋯⋯⋯⋯⋯⋯⋯⋯⋯⋯⋯⋯⋯ 83

第11章　モデルを使った分析手法（3）─感度分析─　　87

11-1　一次元感度分析 ⋯⋯⋯⋯⋯⋯⋯⋯⋯⋯⋯⋯⋯⋯⋯⋯⋯⋯⋯⋯⋯ 87

11-2　一次元感度分析の表現法とは？ ⋯⋯⋯⋯⋯⋯⋯⋯⋯⋯⋯⋯⋯⋯ 89

11-3　二次元感度分析・三次元感度分析⋯多次元感度分析 ⋯⋯⋯⋯⋯ 90

11-4　確率論的感度分析とは？ ⋯⋯⋯⋯⋯⋯⋯⋯⋯⋯⋯⋯⋯⋯⋯⋯⋯ 92

11-5　許容可能性曲線と散布図の関係は？ ⋯⋯⋯⋯⋯⋯⋯⋯⋯⋯⋯⋯ 94

11-6　そもそも，変動範囲をどうやって決めるか？ ⋯⋯⋯⋯⋯⋯⋯⋯⋯ 95

第 12 章 医療制度のはなし　　97

12-1	国民皆保険・UHC とは？ ……………………………………… 97
12-2	「黒船」の襲来 …………………………………………………… 100

第 13 章 費用対効果の政策応用（海外編）　　105

13-1　はじめに ………………………………………………………… 105
13-2　HTA とは？ ……………………………………………………… 105
13-3　英国 NICE のシステム ………………………………………… 109
　　13-3-1　NICE の役割とは？　109
　　13-3-2　アプレイザルでの「見るべき所」　110
　　13-3-3　企業からの提案 ―患者アクセススキーム―　112
　　13-3-4　抗がん剤独自の救済措置 ― Cancer Drugs Fund ―　113
　　13-3-5　アクセス制限，誰のせい？　114
　　13-3-6　新たな悩みのタネ？　budget impact test　115
13-4　フランスのシステム …………………………………………… 117
　　13-4-1　フランスでの活用法　117
　　13-4-2　曖昧だから，意味がある？　フランスの結果活用法　119
　　13-4-3　アクセス制限＝アクセス遅延とフランスの取組み　120
13-5　閾値と，QALY の取扱い法は？ ……………………………… 121
13-6　NICE の実例 …………………………………………………… 122
　　13-6-1　オプジーボ® の海外の評価結果は？　122
　　13-6-2　メークドラマは起こりうる？　125

第 14 章 費用対効果の政策応用（日本編）　　127

14-1　はじめに ………………………………………………………… 127
14-2　日本の「これまで」 …………………………………………… 127
14-3　日本の「少し前」から現在は？ ……………………………… 128
14-4　日本での総合的評価（アプレイザル）は？ ………………… 131
14-5　価格への反映法とは？ ………………………………………… 132
14-6　すでにある例とは？ …………………………………………… 135

索　引 ……………………………………………………………………… 141

序　章

　「医療経済学」「薬剤経済学」「薬の費用対効果」「医療保険制度や薬価制度」…この本で取り扱う内容を，雑多に挙げてみた．強引にくくり出すとすれば，「医療回りのオカネの話」となろう．

　薬が単なる化合物ではなく，ヒトに投与して病気を治療する「薬」として認められる，さらには「薬」を使うための費用を公に賄うために，どのようなデータが求められてきただろうか？この点に注目して，薬の歴史を駆け足で振り返ると，次のようになる．

　まず 1900 年代には，品質（quality）のエビデンスが要求された．続いて 1930 年代には，安全性（safety）が求められる．やや意外かもしれないが，有効性よりも安全性が先に要求されていたのである．

　有効性（efficacy）のエビデンスが求められるのは，少し遅れて 1960 年代．そして 1990 年初頭になって，「費用対効果」すなわち「効率性」（efficiency）のエビデンスも重要視されるようになった．効率性のエビデンスは，化合物を薬として認める「承認」のプロセスよりも，承認された薬の費用を公的なお金で賄うかどうか，すなわち「保険給付」の可否を判断する際に重要視されることが多い．

　後に紹介するように，日本は半世紀以上前からすべての人に公的保険が整備され（国民皆保険），高い水準の医療が安い値段で提供されてきた．なおかつ，ほぼすべての薬が公的保険で賄われてきた．

　しかし，高齢化率は 2014 年には 25％ を越え（4 人に 1 人が 65 歳以上），2060 年には 40％ に達すると見込まれる．高齢者は医療費が多くかかる反面，所得（その年に稼ぎ出した額）は低いため，保険料や税金は低く抑えられる．すなわち，医療の視点からは，「出ていくオカネ（医療費）は多く，入るオカネ（保険料・税金）は少ない」状況が生まれ，高齢者の割合が増えれば医療財政の厳しさも増していく．

　医療費が膨れあがる理由は，高齢化だけではない．医療技術が進歩すれば，費用が増えていくのは必然ともいえる．がんや関節リウマチの分子標的薬や，C 型肝炎の治療薬など，これまでの

薬よりも「効果も高いが，値段も高い」薬が次々に出てきた．技術の発展も，医療費増加の一因である．

　国として高齢化や医療技術の進歩，さらには経済成長の鈍化もともなって医療費支出が重荷になることを，どのように受け止めてきただろうか？これまでは，制度を根本からは変えずに，高齢者の自己負担の新設や，保険料の引き上げなど，「薄く広く」負担を求めることで対処してきた．

　「薄く広く」の方向性が幸い？してか，日本では医療にお金の話を持ち込むこと自体がやや敬遠されてきた．「コストを考えては医療は成り立たない」「海外と違って，日本には費用対効果の考え方はなじまない」のような，ある意味情動的な意見も少なくなかった．しかしこの2〜3年間に「とてもよく効き，なおかつとても高額」な薬の上市が相次いだことで，議論の風潮は大きく変わった．財政が厳しくなるなかで保険システムを維持して行くためには，医療においてもお金のことを考えざるを得ない…このような意見が，規制当局や医療保険の担い手からのみならず，医療者やマスコミ，一般の世論からもわき上がるようになった．

　今までのように「全薬剤が保険でカバーされる」制度を聖域化する議論から，財政状況その他を考慮しつつ最適な医療システムを維持していく方法を考える方向へ世論が転換したことの意義は大きい．

　海外に比べて10〜20年遅れを取ったものの，日本でも2016年4月から費用対効果・効率性の評価が医療保険制度の中に試行的に組み込まれ，本格導入に向けた議論が進む．制度に組み込まれたがゆえに，注目度も否応なしに高まってきた．

　注目が高まってきた反面，誤った理解に基づいた言説も多い．誤解の中身に関しては各章で触れるが，費用対効果評価の概念やその政策応用のやり方について，正しく理解することなしにより良いシステムをつくることは不可能である．

　本書では，医薬品の費用対効果の考え方，そして費用対効果評価の具体的な使い方について，関連する分野の基礎的な内容も含めて紹介していきたい．

　第1章では，薬剤経済学よりも広範な分野である医療経済学についての基礎的な考え方を紹介する．医療と他の分野の違いを明確にすることで，「医療」経済学が独立している理由を明らかにする．

　第2章では，個々人の医療費を集団で賄う保険制度，とくに国が関与する公的保険制度（公的医療制度）について，日本と諸外国の状況に触れる．日本では当然とされているルール，例えば「承認された薬はほぼ全て公的医療制度で賄われる」ことも，海外では決して当然ではない．国によって制度が異なることに触れつつ，日本の医療保険制度の問題点・限界点にも触れる．

　第3章では，医療財政が厳しくなるなかで公的医療制度を効率的に維持していくための手法として，薬剤経済学・薬の費用対効果の概念を紹介する．ともすれば「費用対効果」は，薬代と将来の医療費の単純比較のように誤解されがちである．しかし医療における「効果」は効き目であって，費用削減ではない．費用と効果を正しく定義しつつ，費用対効果の基礎的な指標である増分費用効果比 ICER の考え方を紹介する．

　第4章では，効き目（効果）の測定法に焦点を当てて，費用対効果のさまざまな分析手法を紹

介する．効果のものさしに何をとるかで，データ集めや結果の解釈（分析結果の政策決定への応用）の難易度は大きく変わる．それぞれの分析手法の長所と短所を，この章で明らかにする．

第5・6章では，費用対効果の「費用」の測定法を取り扱う．分析の立場や費用の算定範囲，さらには具体的な費用推計にまつわる諸問題点について触れる．

第7章では，費用対効果の「効果」の測定方について，効果のデータソースとなる臨床研究の方法論を概説する．臨床的な意義が高い効果指標ほど，結果の解釈はしやすいが，測定は難しくなる．

第8章では，比較対照に関する問題点を議論する．医療経済評価の際には，無治療と比較した有用性ではなく，既存治療と比べた有用性のデータが求められることが一般的である．しかし既存治療と直接比較を行った臨床研究がないことも多い．このような場合の「解決策」となる，間接比較について触れる．費用対効果評価，とくに政策応用に向けた費用対効果評価において，多領域で共通に使える効果指標として最も汎用されている QALY（質調整生存年）を取り扱う．QALY 算出の基礎となる QOL 値について，さまざまな測定法に触れるとともに，QALY の政策応用の実態を明らかにする．

第9・10・11章では，費用対効果評価の際に不可欠なモデル分析の手法を概説する．費用対効果評価に必要なデータがあらかじめすべて揃っていることは現実にはほとんどなく，何らかの形で仮想的なモデルを組んだ上での分析が事実上は不可欠となる．このモデル分析について，実例に触れつつ概要を紹介する．

第12章では，費用対効果の「利用先」としての医薬品の値付けのシステムを紹介する．日本の試行的導入では，当面は薬の価格への反映が見込まれている．薬価制度を概観することは，費用対効果の政策応用の理解には不可欠である．

第13・14章では，費用対効果評価の実例について，諸外国の実例に触れつつ日本への導入事例を紹介する．「本丸」たる医薬品は試行的導入の段階であるが，それ以外の領域では，すでに費用対効果の評価が意思決定に組み込まれた例もある．このような例に触れつつ，医療制度の維持の一助になるシステムとしての費用対効果評価を論ずる．

第1章

なんで，医療経済
―医療の特殊性―

1-1 医療経済学の目標とは？

　本題たる薬剤経済学（pharmacoeconomics）の項に入る前に，まずより広い概念である医療経済学（health economics）の基礎的な発想を紹介したい．

　両者に共通する「目標」は，限られた医療資源の適正配分である．医療「資源」という言葉は「モノ」をイメージさせるから，薬剤や医療器具などはすぐに思いつくだろう．しかしここでの医療資源には，モノ以外の要素，具体的にはヒトや機械を使ったサービスも含まれる．例えば，医師の手術や，看護師のケア，さらには薬剤師の調剤や服薬指導など，あらゆる行為は特定の医療従事者を「一定時間」拘束することになる．2時間かけて手術が行われたならば，「外科医」（に加えて，それをサポートするスタッフ）という医療資源を2時間分消費したことになる．さらには，「手術室」という医療資源もまた，2時間占有されたことになる．薬剤や使い捨ての医療用具のみならず，ヒトや空間についても，医療経済学では「医療資源」と考える．モノが無限ではないのと同様に，ヒトが使える時間も有限である．どちらにも限界があるのならば，できるだけ効率的に使うべき，というのが基本的な発想である．

1-2 なぜ，経済学のなかで医療経済学か？

　前の項で，医療経済学では「ヒト」も「モノ」も等しく資源として取り扱うことを定義した．しかし，医療以外の分野でも同じことは成り立つ．単に「資源の適正配分」だけを目指すのならば，あえて「医療経済学」を独立させる必然性は薄くなる．

　ここで考える必要があるのは，他分野と比較した際の「医療」の特殊性である．医療経済を他の経済学と分けて考える必要性は，以下に挙げる4点に集約される．

1-2-1　需要の不確実性—病気やケガは，いつやってくる？

まずは，「需要の不確実性」である．例えば食費や洋服代，電話代などであれば，1か月や1年間の費用をある程度は見積もることができるし，出費がかさんだとしたら節制もできる．では，医療はどうだろうか？これから1年間，1か月間の医療費支出を予測するのは，非常に難しい．病気やケガの治療にいくらかかるか，そもそも病気・ケガを経験するかどうかを予測できない以上，かかる費用を見積もるのはどうしても難しくなる．

アロー（1963）が指摘するように，病気にかかれば（すなわち，医療への需要が発生すれば）その治療に費用がかかるのに加え，働けなくなることを通して個人の収入にも影響しうる．それゆえ，「病気のコスト」は医療費以外の要素も多く含まれる．この点，費用の分類と生産性損失の取扱いに関しては，後の章で詳しく取り扱う．

1-2-2　情報の非対称性—医療の売り手・買い手とは？

モノやサービスがやり取りされる際には，必ず売り手と買い手が存在する．医療サービスとて同様で，売り手（供給元）は医師に代表される医療従事者，買い手（需要元）は患者となる．

医療以外のモノのやり取り，例えばレストランや居酒屋で食事をするときのことを考えよう．店員（売り手，供給元）に勧められたメニューを注文するかどうかを決める際，最終判断を下すのは客（買い手，需要元）である．値段と腹具合その他を勘案して，食べたいと思えば注文し，そうでなければ断ることになる．

同じことを，医療に置き換えて考えてみよう．風邪や腹痛でクリニックを受診して，症状を医師に説明し，検査を受けて，薬を処方された．検査を受けて薬をもらうこと（クリニックを受診すること自体も）が，患者が医療サービスを購入することに相当する．その際に，先ほどのレストランの例と同様に「自分の症状を考えれば，この検査は必要ありません」「この薬はいりません」と断ることは考えづらい．

売り手の提案を買い手が断ることが，レストランでは良く起こり，医療現場では起こりにくい…もちろん，医師の提案を患者側から断りづらいというためらいの気持ちもあるだろうが，最大の要因は患者と医師の知識量の格差である．提案された医療サービス（検査や薬）と，病気そのものに対する知識に関し，売り手である医師の知識量と，買い手である患者の知識量には，大きな差がある．これが情報の非対称性である．

患者はやり取りされるサービスに対し十分な知識を持ち合わせていないため，多くの場合には売り手＝医師の提案するサービスをそのまま受容することになる．売り手と買い手が対等な状況にないことが，医療の大きな特徴である．

1-2-3 外部性―その治療，誰のため？

通常のモノやサービスを買うときにメリットを享受できるのは，もちろん買い手本人である．「オカネを払った人が，メリット＝嬉しさを享受する」ことは，ある意味当然とも言える．

医療も，自分の健康状態を回復させるためにサービスを受ける点では，上記の「払った人にメリット」の関係は基本的に維持されている．しかし一部の領域では，この関係が成り立たないこともある．

代表格が，感染症の治療，あるいは感染症の予防接種である．感染症を放置すると，当然ながら回りの人にも病気が伝播していくため，本人以外にもデメリットが生じる．裏を返せば，適切な治療を施すか，あるいはかかる前に予防接種を受けていれば，本人にとっても（潜在的な）感染者にとっても有益になる．このように，ある者の行為が他者にも影響することを外部性（externality）と呼ぶ．予防接種のように他者にとって望ましい結果が得られる場合が正の外部性，望ましくない場合は負の外部性と定義される．

1-2-4 公平性―誰もが必要な医療

人の健康を維持し，あるいは失われた健康を回復する医療サービスは，どんな人にも提供されるべきものである．いわゆる贅沢品（奢侈品）のような「オカネ持ちだけが受けられる」ものではなく，貧富の差を問わず医療サービスへのアクセスを確保する必要がある．

医療以外にも，もっぱら国が関与してアクセスを皆に確保する領域はさまざま存在する．代表格は，国防や治安維持（警察）・消防・道路などの領域である．これらの領域には，他のサービスと異なる点が2つ存在する．これは非競合性・非排除性と定義される．

まず非競合性は，誰かがサービスを受けていても，他者が同時にサービスを受けられ，なおかつ追加的費用も発生しないことを指す．例えば警察や消防は，多数の人に同時並行的にサービスを提供することができる．また，人口が少々増えたとしても，（消防署や警察署の増員が必要になる規模でない限りは）追加的費用は発生しない．

続いて非排除性は，対価を支払わなくてもサービスを利用できる（実質的には，サービスからの排除が不可能）ことを指す．税金を払わない人を，警察や消防のサービスから外したり，まして防衛の対象外とすることは非現実的である．それゆえ，このようなサービスは価格設定自体が困難であり，原則的には国などが面倒をみるべきとされる．この非競合性と非排除性の双方を兼ね備えるものを，公共財と定義する．

医療も通常のモノと比較すると若干公共財に近い側面を持つが，利用者が増えれば追加的な費用は発生する（競合性あり）し，医療費を支払えない者を排除することも原理的には可能である（排除性あり）．

ただ，純粋な公共財ではないことと，国が介入すべきか否かを判断することは，切り分けて考える必要がある．

医療のように，そのサービスの価値が買い手にとって十分に認識されておらず（情報の非対称性），なおかつサービスが買い手以外にも便益をもたらす（外部性）ものを「価値財（merit goods，メリット財）と呼ぶ．

価値財のように情報の非対称性と外部性が存在する場合，その値段を市場原理のみで「成り行き任せ」で決定することはやや困難である．自分ではなく他者に対して発生する予防のメリットや，遠い将来に発生するメリット（高血圧の治療をすることで，数十年後の心筋梗塞や脳卒中のリスクを下げる）の価値を十分に評価することは難しい．また所得が低ければ，医療サービスに対して十分な対価を払うことは難しくなる．これらの理由から，価値財の需要・供給を適切な量に保つためには，国などが何らかの形で介入することが望まれる．

1-3 おわりに

この章では，医療とそれ以外の領域の違いを，「需要の不確実性」「情報の非対称性」「外部性」「公平性」の観点から述べた．それ以外の領域との違いがあるからこそ，「医療経済学」が独立した分野として成り立つし，市場任せにせずに国が介入する必要が出てくる．次の章では，国が介入するすべとしての公的医療制度について，基本的な概念に触れる．

第2章

公的医療制度のしくみ

第1章では，医療経済学の目標が限りある医療資源の適正配分であることと，医療が他の分野と違い，市場任せにせずに外部からの介入が必要であることを述べてきた．この章では，国が介入する公的保険制度・公的医療制度について，基本的な概念を説明したい.

2-1 そもそも，保険とは？

医療に限らず保険の本質は，「皆が少しずつオカネを出し合うことで，いつ・誰に生ずるかわからない大きな負担に備える」ことにある.

少々強引な仮定を置いて説明しよう．人口1,000人の村に，「これから1年間のうちに，誰か1人が落雷でケガをする．治療費は100万円かかる」と神のお告げがあった．村民の立場からすれば，自分がケガをする確率は非常に小さいが，万一（理屈のうえでは「千一」だが）自分が雷に当たってしまったら，ケガだけでなく金銭的な負担も馬鹿にならない.

そこで皆で話し合って，1人1,000円ずつお金を出し合って集まったお金1,000円×1,000人＝100万円をプールしておき，運悪く落雷に遭った人に治療費として提供することにした．このシステムを「落雷保険」と仮に名づける．落雷保険に入れば，1,000円ずつ懐は痛むものの，突発的に大きな出費（100万円）が生ずる可能性は避けられる．これが，「少しの負担を共有して，大きな負担に備える」ことに対応する.

保険のメリットは，単純な金額の多寡のみではない．今の例では，負担額の期待値は，落雷保険の有無に関わらず一定である．落雷保険があれば，確実に1,000円の負担．落雷保険がなければ，治療費100万円に落雷に遭う確率1/1000をかけ算して，やはり1,000円の負担．単純な期待値の比較ならば，保険のメリットは薄くなる.

むしろ実際の保険であれば，保険そのものの運営コストがかかる以上，出し合うお金＝保険料は1,000円を若干上回る．すると，期待値だけを考えれば「保険に入らないほうが安い」ことに

なってしまうが，実際には多くの人が保険に入ることを選択するだろう．ここで重要なのは，第1章でも触れた「需要の不確実性」である．

落雷保険に入れば，ケガによる健康上の不都合はともかく，金銭的な負担は1,000円で確定する．一方で保険がなかったら，確率は小さいものの「治療費が100万円かかるかもしれない」ということに「怯えて」1年間過ごすことになる．誰かが雷に打たれるまで負担金額が決まらない「不確実性」は，それ自体が人々にとって重荷となりうる．この不確実性を，少なくとも金銭面では除去できることが，保険の隠れたメリットと言える．

2-2 公的保険と民間保険の違いとは？

先ほどの落雷保険は，「誰か1人がケガをする」のお告げだけが頼りだった．それゆえ，出し合うお金＝保険料は，皆同じ1,000円になった．雷に打たれる可能性はみな等しい（むしろ，全く情報がない）以上，保険料は自然と同じ額になるだろう．

しかし，仮に神のお告げが「村の誰か1人が落雷でケガをする．なお，男性は女性よりも3倍危険なので気をつけるべし」であったらどうだろうか？みな1,000円ではなく，男性は若干多め・女性は若干少なめに設定するのが「公平」だろう．

火災保険・自動車保険・生命保険など，民間の保険会社が扱う保険は，これと同じ発想に基づいて保険料を計算している．保険を運営し，加入者から保険「料」を徴収し，イベント（火災・交通事故・死亡など）が起きた際に保険「金」を支払う保険会社にとって，イベントの発生確率の大小を保険料に反映させるのは当然のことである．

それゆえ，木造家屋の火災保険料は新築マンションの保険料よりも高く，免許取り立てのドライバーの自動車保険料はゴールド免許ドライバーの保険料よりも高くなる．また喫煙者や過去に大病を経験した者の生命保険料は，非喫煙者や病気未経験者の保険料よりも高い．病気の重さによっては，保険加入そのものを断られることもある．

保険者＝保険システムの運営者は，被保険者＝保険加入者のイベント発生確率（リスク）を計算し，保険料に反映させる．リスクがあまりに高い場合は，加入自体を拒否する．民間保険では，当然の考え方である．

では，医療保険はどうだろうか？医療保険における「リスク」は，病気やケガにともなう医療費の支払いである．病気になる可能性が高く，医療費も高い集団として代表的なのは，むろん高齢者である．平成26年国民医療費での一人あたり年間医療費は，非高齢者（64歳以下）が18.0万円に対し高齢者（65歳以上）は72.4万円と，4倍強の医療費を消費している（総額では非高齢者16.9億円・高齢者23.9億円）．

「リスクが高い人は保険料も高く」の原理を貫けば，高齢者の保険料は非高齢者よりも高くなるはずである．しかし実際は逆で，むしろ高齢者の保険料のほうが安くなり，自己負担割合も小さい．ここが公的保険と民間保険の大きく違うところで，公的保険の保険料はリスクではなく，

所得に比例して決まる．すなわち，高所得の人は高く，低所得の人は安く（場合によっては無料に）なる．所得と医療費との関係はさまざまな研究があるが，むしろ低所得層の方が医療費が高額になるという報告もあり，少なくとも「高リスク＝高保険料」の関係になっていないことは明らかである．

　高所得の人が多く支払い，低所得の人は少なく支払う．しかし，「対価」として受けられるサービスは一定である．この構図は，税金，とくに所得税のような直接税と似ているとも言える．

　実際，国によっては，日本のような保険料（医療のみに用いられる）を設定せず，基本的に税金で公的医療を賄うところもある．代表的なのは英国・オーストラリア・カナダのような旧英連邦諸国で，これらの国では「保険料」「医療保険」という概念が（厳密には）成立しない．このような国の医療制度は，「公的医療保険」ではなく「公的医療制度」と称される．以降ではこの2つの言葉を，基本的には同一のものとして扱う．

2-3 ┃ 国民皆保険とは？

　日本は1961年から，いわゆる国民皆保険，すなわち「すべての人に公的医療保険が提供される状態」を実現してきた．先進国の中でも，半世紀以上前から国民皆保険を達成している国はまれで，世界的にも優れたシステムと言える．

　国民皆保険の定義は，すぐ上に述べたように「すべての人に公的医療保険が提供されること」である．しかし日本では，「たまたま」その公的医療保険によって，（ほぼ）すべての医薬品が賄われてきた．現在日本で承認されている医薬品は約14,000種あるが，そのうち承認されていても保険が効かない医薬品はバイアグラや漢方薬・ビタミンなど200種程度にすぎず，98%以上の医薬品が保険で賄われている状態である．

　それゆえ，日本では国民皆保険が「すべての人に公的医療保険が提供され，なおかつその保険ですべての医薬品が賄われる状態」と理解（誤解？）されることも多かった．しかし本来の定義は上に述べたとおりで，公的医療保険がすべての医薬品に適用されることまでは求められていない．ある薬が承認されているかどうかと，その薬が保険で賄われるかどうかは別問題である．

　諸外国では，承認されている薬と，公的保険で使うことができる薬とは枠組が異なることが普通である．通常は，後者は前者の部分集合，すなわち承認された薬の一部のみが保険で給付される形態をとる．

　この場合，新たに承認された医薬品が保険給付を希望する時に，何らかの基準によって給付の可否を判断する必要が出てくる．形態は2つあり，「原則は保険でカバーする．特に例外的にカバーしないものは，別途定める」形式をポジティブリスト，「原則は保険でカバーしない．例外的にカバーするものを，別途定める」形式をネガティブリストと呼ぶ．ポジティブ・ネガティブの語感に反して，「ポジティブリスト」の方がより厳しいシステムをとるので，注意が必要である．

給付の可否の判断に，どのようなシステムを取り入れるか？その1つの候補が，次章から触れる薬の費用対効果（cost-effectiveness）である．国としてある医薬品に公的資金を導入するか否かを決める際に，投入した資金に見合った健康上のメリットがあるかどうかを考えるのは，ある意味自然とも言える．もちろん，給付の可否を判断する際に費用対効果を使うことと，給付の可否を費用対効果「のみで」決めることとは全く異なる．どのような基準を用いるにしても，単一の要素のみで判断することはあり得ず，さまざまな要素を含めて総合的に判断することになる．

2-4 どんな種類の保険があるか？

皆保険制度のもとでは，すべての国民が何らかの公的医療保険に加入することになる．

定義そのものは「保険に加入できる」だが，「加入してもしなくてもよい」の状態をつくってしまうと，保険システムは必ず破綻をきたす（章末の column 参照）ため，実質的には強制加入である．

強制加入であれば，できるだけ条件のよい保険を選んで…と考えたくなる．実際スイスのように，複数の保険から選ぶシステムをとっている国もあるが，日本の場合は加入すべき保険は職業・住所・年齢の三要素で自動的に決まる．なおかつ，基本的な給付内容は保険種別を問わず一定である．すなわち，「ある薬剤の価格が保険者ごとに異なる」ことや，「特定の手術が，この保険では受けられるが，別の保険では受けられない」ようなことはなく，同じ医療技術が同じ水準でカバーされるのが原則である．

まず，「雇われて」働いている人（とその家族）は，被用者保険に加入する．

雇われている人の代表格は，企業の従業員であろう．

人数の多い大企業の場合には，自社の従業員のみで保険のグループ（一般的に，「組合」と呼ばれる）をつくることができる．大企業の従業員は，「働いて」いる以上は高齢者はそれほど多くないし，所得もそこそこ高い分，保険料収入も大きい．収入が高く，医療費支出は少ないため，独自のサービス（例えば，自己負担金額の上限を引き下げたり，保険料を引き下げるなど）を加えることもできる．このタイプの保険を，組合健保（正式には組合管掌健康保険）と呼ぶ．

超大企業であれば「企業名＋健保組合」の形で1社あるいは少数の複数社で保険組合を組織する．それほどの規模がない場合には，業種ごとにまとまって組合を組織することもある．前者を単一型，後者を総合型と呼び，平成26年末現在で前者が1,149組合・後者が260組合，合計で1,409の組合がある．加入者数は約2,900万人である．

自社・同業者で保険のグループをつくれない中小企業は，まとまって保険のグループをつくる．以前は政府が直接面倒をみていた（政府管掌健康保険）が，2008年からは「全国健康保険協会」がその役割を引き継ぎ，「協会けんぽ（全国健康保険協会管掌健康保険）」と名称が変わった．保険者は前述の全国健康保険協会で，加入者数は約3,600万人である．

公務員など，企業以外に雇用されている人が加入するのが，共済組合である．国家公務員・地

方公務員に加えて，私立学校の教職員も共済組合に加入する．加入者数は約 900 万人である．

　続いて，雇われていない人（自営業者・退職者・農業者など）の保険を見てみよう．

　これらの人々には雇い主（雇用主）が存在しないため，住んでいるところの自治体単位で保険のグループをつくる．単位は市町村（東京都の場合は 23 区も）で，国民健康保険組合（国保組合）と呼ばれる．基本的には「○○市国民健康保険組合」の形をとる．

　企業の保険を「健康保険（健保）」，こちらの保険は「国民健康保険（国保）」と称するが，健保と国保はまったく別物である．国保を「国民の健康保険」と解釈してしまうと誤解・混乱につながるので，注意が必要である．

　国保の基本は上記で述べた自治体別の国保（市町村国保）だが，開業医・弁護士・理容師・美容師など，専門職の自営業者のために業種別に組織した国保も存在する．薬剤師にも，「薬剤師国保」がある．組合健保と同様に業種別国保も，保険料その他で市町村の国保よりも若干有利な条件を設定している．平成 26 年末現在で，国保の組合数は市町村国保が 1,716（これは自治体の数に等しくなる）・業種別国保が 164，合計で 1,880 である．加入者数は約 3,600 万人である．

　ここまでは職業および住所で加入すべき保険が決まってきたが，75 歳になった時点で，いったんすべての保険を脱退し，高齢者「専用」の新たな保険に加入することになる．これを後期高齢者医療制度と呼ぶ．保険者は，各都道府県ごとに置かれた広域連合（47 組織）が担う．加入者数は平成 26 年度末で約 1,600 万人であり，75 歳以上の人口にほぼ一致する（65〜74 歳でも一定の障害に認定された者は後期高齢者医療制度に加入するため，加入者総数は 75 歳以上人口にわずかに多い）．

　まとめると，「74 歳未満は被用者であれば被用者保険（組合健保・協会けんぽ・共済組合），それ以外は国民健康保険．75 歳以上は後期高齢者医療制度」となる．では，65〜74 歳の高齢者（前期高齢者）が多く加入するのはどの保険だろうか？

　仕事をしていない退職者は，基本的に国保に加入する．「退職」の要因の最たるものは，やはり定年退職である．それゆえ，被用者保険と国保を比べた場合，国保加入者はどうしても高齢がちになる．

　実際，平成 24 年度のデータで各保険の平均年齢を見ると，市町村国保が 50.4 歳なのに対し，被用者保険は 33.3〜36.4 歳と，国保が 15 歳前後高い．さらに各保険者ごとに前期高齢者の割合を比較すると，国保が 32.5％に対し，被用者保険は 1.4〜5.0％と，大きな差がある．高齢者は医療費が多くかかるため，加入者 1 人あたりの医療費にも跳ね返ってくる．1 人あたりの平均医療費は，国保 31.6 万円に対して被用者保険が 14.8 万〜16.1 万円であり，ほぼ 2 倍となっている．

　高齢者は医療費支出が多い反面，所得が低いために保険料は低く抑えられる．保険料は貯蓄額（これまでの稼ぎ）でなく，あくまで所得（その年の稼ぎ）で決まるため，仕事をしていない（その年の稼ぎが少ない）高齢者の保険料は貯蓄の大小に関わらず低額となる．

　国保の立場からすると，高齢者は病気にかかりやすいために医療費の支出は大きい．一方で所得は低いため，保険料収入は小さい．このままの状況が続いていけば，恒常的に支出超過が続き，いずれは必ず破綻することになる．これを防ぐために，被用者保険から国保にお金が移動す

表 2-1　各保険者の比較

	市町村国保	協会けんぽ	組合健保	共済組合	後期高齢者医療制度
保険者数 （平成 24 年 3 月末）	1,717	1	1,443	85 （平成 23 年 3 月末）	47
加入者数 （平成 24 年 3 月末）	3,520 万人 （2,036 万世帯）	3,488 万人 被保険者 1,963 万人 被扶養者 1,525 万人	2,950 万人 被保険者 1,555 万人 被扶養者 1,395 万人	919 万人 被保険者 452 万人 被扶養者 467 万人 （平成 23 年 3 月末）	1,473 万人
加入者平均年齢 （平成 23 年度）	50.0 歳	36.3 歳	34.1 歳	33.4 歳 （平成 22 年度）	81.9 歳
65〜74 歳の割合 （平成 23 年度）	31.3% （平成 22 年度）	4.7%	2.5%	1.6% （平成 22 年度）	2.8%（※2）
加入者一人当たり医療費 （平成 23 年度）	29.9 万円 （平成 22 年度）	15.9 万円	14.2 万円	14.4 万円 （平成 22 年度）	91.8 万円
加入者一人当たり 平均所得（※3） （平成 23 年度）	84 万円 一世帯あたり 145 万円 （平成 22 年度）	137 万円 一世帯あたり（※4） 242 万円	198 万円 一世帯当たり（※4） 374 万円	229 万円 一世帯当たり（※4） 467 万円 （平成 22 年度）	80 万円
加入者一人当たり 平均保険料 （平成 23 年度）（※5） 〈事業主負担込〉	8.1 万円 一世帯あたり 14.2 万円 （平成 22 年度）	9.9 万円〈19.7 万円〉 被保険者一人あたり 17.5 万円〈35.0 万円〉	10.0 万円〈22.1 万円〉 被保険者一人あたり 18.8 万円〈41.7 万円〉	11.2 万円〈22.4 万円〉 被保険者一人あたり 22.7 万円〈45.5 万円〉 （平成 22 年度）	6.3 万円
保険料負担率（※6）	9.7%	7.2%	5.0%	4.9% （平成 22 年度）	7.9%
公費負担 （定率分のみ）	給付費等の 50%	給付費等の 16.4%	財政窮迫組合に 対する定額補助	なし	給付費等の 約 50%
公費負担額（※7） （平成 25 年度 予算（案）ベース）	3 兆 4,392 億円	1 兆 2,186 億円	15 億円		6 兆 5,347 億円

（※1）　市町村国保の加入者数，加入者平均年齢，協会けんぽ，組合健保及び後期高齢者医療制度については速報値である.

（※2）　一定の障害の状態にある旨の広域連合の認定を受けた者の割合である.

（※3）　市町村国保及び後期高齢者医療制度においては，「総所得金額（収入総額から必要経費，給与所得控除，公的年金等控除を差し引いたもの）及び山林所得金額」に「雑損失の繰越控除額」と「分離譲渡所得金額」を加えたもの.
市町村国保は「国民健康保険実態調査」，後期高齢者医療制度は「後期高齢者医療制度被保険者実態調査」によるもので，それぞれ前年の所得である.
協会けんぽ，組合健保，共済組合については「加入者一人あたり保険料の賦課対象となる額」（標準報酬総額を加入者数で割ったもの）から給与所得控除に相当する額を除いた参考値である.

（※4）　被保険者一人あたりの金額を表す.

（※5）　加入者一人当たり保険料額は，市町村国保・後期高齢者医療制度は現年分保険料調定額，被用者保険は決算における保険料額を基に推計. 保険料額に介護分は含まない.

（※6）　保険料負担率は，加入者一人当たり平均保険料を加入者一人当たり平均所得で除した額.

（※7）　介護納付金及び特定健診・特定保健指導，保険料軽減分等に対する負担金・補助金は含まれていない.

（国民皆保険制度，厚生労働省）

るシステムが整備されている．単純には，「もしすべての保険で前期高齢者（65〜74歳）の割合が一定だったとしたら，医療費支出はどうなるか？」を仮想的に試算して，支出の調整を行う．被用者保険は高齢者の割合が上がるため，追加的な支出を求められる（拠出金）．一方で国保は高齢者の割合が下がるため，浮いた分のお金を受け取れる（支援金）．この制度を通して，国保を維持している．これを「制度間移転」と呼ぶ．

2-5 │ 高騰する医療費に，どう立ち向かうか？

　医療保険のしくみについて，公的保険と民間保険の違い，さらには日本の「国民皆保険」の定義のゆれを紹介してきた．特に後者，「国民皆保険」＝「すべての医薬品を保険でカバーする」は，非常に多く誤解される点である．

　周知の通り，日本の総医療費は増大の一途を辿ってきた．介護保険の新設によって介護関連の支出が算入対象外になった2000年と，診療報酬（医療行為に対して保険で支払われる金額）自体が減額改定となった2001年・2005年を除けば，国民医療費は一貫して増加している．1960〜70年代は，国民医療費が増加しても同時に国民所得・国内総生産も増大したため，国民所得に対する国民医療費の割合は3〜5％程度で推移していた．近年は所得の伸びが抑制されてきたこともあり，対国民所得の割合は10％を超えている．

　医療費増大の要因は，高齢化だけでなく，医療技術自体の進歩も含まれる．これまでの日本は，「すべての医薬品をカバーする」という原則を堅持しつつ，老人医療費の定額負担→定率負担→現役並み所得の高齢者の負担率引き上げや，保険料率自体の改定，健保の本人負担の自己負担率引き上げなど，「広く薄く」負担を上乗せする形で対応を試みてきた．しかし序章でも紹介してきたように，超高額の薬剤が次々に上市されたことで，何らかの形で給付そのものにメリハリをつけることを考慮せざるを得ない状況になっている．医療経済学の目指す「資源の適正配分」が，これからの時代に日本の保険システムを維持していくために不可欠になりつつある．どのような形で最適配分を達成するかの「費用対効果」の基礎概念は，次章以降で解説しよう．

Column 保険者と被保険者

　「保険者」は，非常に誤解を招きやすい言葉である．端的に言ってしまえば，国民皆保険であったとしても，今この本を読んでいる方々，すなわち保険加入者は，「保険者」にはなり得ない．

　保険者（insurer）は，「保険のサービスを提供する主体」をさす．2-4で述べたように，日本では健保組合・国保組合・後期高齢者医療制度の広域連合と，サービス主体が多岐にわたるのでややわかりづらい部分もあるが，これらの団体がすべて保険者となる．火災保険や生命保険に例えれば，「保険者」は保険会社側で，加入者ではない．

　保険のサービスの受け手，すなわち加入者を指す言葉は，「被保険者」である．保険者がサービスの提供主体・被保険者がサービスの受容主体であることを理解することが，医療システムを理解する第一歩である．

　試しに，自分の「保険証」を確かめてみよう．「○○保険組合　組合員証」「加入者証」「被保険者証」…など，さまざまな表現があるが，「保険者証」とは書いていないはずである．

Column 「加入してもしなくても OK」はなぜダメか？
―逆選択とクリームスキミング―

　国民皆保険は，「すべての人が保険に加入できる」状態をさす．これを字面通りに解釈して，「保険に加入するのも，しないのも自由」というシステムをつくるとどうなるだろうか？

　元気な人と病気がちな人を考えよう．加入が義務でなくなった場合，先に保険から脱退するのはどちらの人だろうか？当然，医療の必要性が生じにくい元気な人であろう．すなわち，医療の需要が小さい（＝医療費があまりかからない）人から順番に，保険から脱退していくことになる．

　さて，元気な人が抜けた後の保険はどうなるだろう．医療費があまりかからない人が抜けた以上，1人あたりの医療費は高くなる．そのため，保険料を引き上げる必要が出てくる．保険料を引き上げれば，今度は「次に元気な人」が保険から抜けていく．さらに引き上げると，「その次に元気な人」が…．

　最終的には，重病の人だけが保険に残ることになる．となれば，被保険者全員にかなりの医療費が発生するため，実質的に保険料＝医療費となり，保険のシステムが成り立たなくなる．

　通常は保険者が加入できる人とできない人を選択するが，加入者側で加入できるか否かを選べるようにすると，上で説明したような矛盾が生ずる．これを「逆選択」とよぶ．

　一方，保険者側で加入できる人・できない人を選択できる場合も，何も規制をしなければ，保険者は健康な人（すなわち，医療費が発生しにくい人）のみを選んで加入させ，少しでも病気のリスクがある人は加入させない…のような事態が起こりうる．すると，医療保険が本当に必要な人はだれも加入できないことになる．このような「保険者のいいとこ取り」を，クリームスキミングと呼ぶ（上澄みだけをすくい取るという意味である）．

第3章

薬剤経済，なぜ必要？

　第2章では，公的医療保険のしくみを概説してきた．保険者側から見た場合，通常の保険はリスク（保険金を払うべき事態が起こる可能性）が高い人には保険料を高く，低い人には保険料を安く設定するのが定石である．しかし公的医療保険はリスクではなく所得に応じて保険料が決まるため，高齢者のような低所得・高医療費の集団を対象にする保険は必然的にやりくりが苦しくなってくる．

　システムを維持していくために不可欠となりつつある「医療資源の最適配分」を実現するためのツールとして，費用対効果の考え方の基本を解説しよう．

3-1 費用対効果の「誤解」

　薬剤「経済」学そして「費用」対効果という言葉からは，どうしてもお金のイメージが強くにじむ．では費用対効果の観点からは，近年次々に上市されたような高額な薬剤は問答無用で「高いからダメ」となるだろうか？薬剤経済学者は，お金だけを考えて新薬を否定する，守銭奴だろうか？

　他の分野での「費用対効果」，とくに効果は，投資に対するリターンのような意味で使われることが多い．それゆえに医療分野でも，費用＝最初にかかる医療費，効果＝後で減らせる病気の医療費と誤解されることがある．例えば生活習慣病の治療であれば，降圧剤や血糖降下薬のお金が「費用」，後に減らせる心筋梗塞や腎障害などの合併症の医療費を「効果」と見なすやり方である．

　1）医薬品の導入に必要なコスト（介入のコスト．生活習慣病の治療薬のコスト）
　2）介入によって，将来削減できる医療費（生活習慣病の治療薬によって削減できる，心筋梗塞や腎障害などの治療コスト）
　1番と2番を比較して，1番が大きくなれば「負け＝費用対効果が悪い」・2番が大きければ

「勝ち＝費用対効果が良い」とするのが，費用対効果の評価だろうか？実は，そうではない．薬剤経済学では，1番も2番もどちらも「費用」として取り扱う．すなわち，1番と2番の大きさ比べは，単なる費用比較であって，費用対効果の評価とは呼べないのである．

「薬の効果」と言われて，通常思い浮かべるものは何だろうか？血圧が下がる，コレステロール値が下がる，血糖値が下がる，がんが縮小する，余命が伸びる…このような，臨床効果が最初に来るのが普通で，いきなり「将来重い病気にかからなくてすんだことで削減される医療費」を思い浮かべる人はまずいないだろう．研究者とて同じことで，費用対効果の「効果」はあくまで薬の効き目，臨床効果を指す．効き目のものさしになるものを，薬剤経済学では健康アウトカム（health outcome）と呼ぶ．

薬の効き目を評価できるものさしならば，「血圧」「心筋梗塞発症」「肝がん発症」「平均余命」「死亡数」など，どんなものでも健康アウトカムとなる．以降では，健康アウトカムを単にアウトカムと表記する．

1番と2番の単純比較が，費用対効果の評価ではなく費用比較に過ぎないことはすぐ上で述べた．ただ，「薬代は1日数百円．心筋梗塞や腎不全など重い病気にかかったら，治療費は数百万円にものぼる．なので，結果的には今薬を飲んだ方が安上がりになる…」のような議論はよく見かける．しかし現実には，1番 vs 2番の比較で1番<2番，すなわち結果的に医療費削減となるようなケースは，極めてまれである．

薬代と比べて合併症の治療費は多くの場合巨額になることを考えると，「医療費削減になることはまれ」なる現実には違和感を覚えるかもしれない．ここで抜け落ちているのは，「介入の費用（1番）は全員が負担するが，将来の医療費削減（2番）の恩恵を受けられるのは一部の人」という事実である．

薬を飲んでも，心筋梗塞や腎不全を発症する人はいる．一方，薬を飲まなくても，心筋梗塞や腎不全を発症せずにすむ人もいる．2番のメリットを享受できるのは，「薬を飲まなかったら心筋梗塞が起きていた．薬を飲んだ『おかげ』で，心筋梗塞を起こさずにすんだ」人達に限られる．生活習慣病や抗がん剤で，2番の費用（医療費削減）が1番の費用（介入そのもの）を上回ることは，まず起こりえないことである．

3-2 医療費削減と，費用対効果の関係は？

では医療経済学では，ほとんどの治療法を「医療費削減にならないから，費用対効果が悪い」と断ずるのだろうか？決してそんなことはない．先ほど述べたように，費用対効果における「効果」は，あくまでも効き目，臨床効果である．

薬の価値を正しく評価するためには，例えば降圧剤であれば
1）医薬品の導入に必要なコスト（介入のコスト，降圧剤のコスト）
2）介入によって，将来削減しうる医療費などのコスト（降圧剤によって削減できる，心筋梗

塞や脳卒中の治療コスト）

3）介入の導入によるアウトカムの改善度合い（降圧剤で得られる健康上のメリット全般，心筋梗塞の減少や，余命の改善など）

以上の3点を定量的に見積もる必要がある．

例えば1番の医薬品そのもののコストが総額で50億円，2番の医療費削減が総額40億円で，結果的に10億円の医療費増大になったとしよう．「10億円増えたからダメ」と考えるのではなく，「10億円増えて，どれだけの健康アウトカムの改善が得られたか？」を評価する．すなわち，1・2番の費用増減と3番の「アウトカム改善度合い」とを，両にらみする形になる．

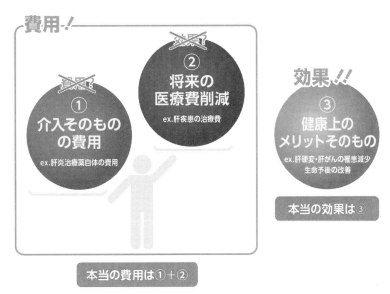

図 3-1　費用比較と費用対効果評価

10億円増えたとしても，10万人を救命できるのならば，その介入は「費用対効果が良い」と考えられるだろう．一方で10億円増えたのに，たった1人しか救命できなければ，その介入は「費用対効果が悪い」と判定されよう．費用対効果の良し悪しと，医療費が削減されるか否かは，全く別問題である．言い換えれば，「高いけれどもよく効く薬」と，「高いのに大して効かない薬」を切り分けて評価するのが，費用対効果の考え方である．

3-3 高くてよく効く薬，どのように評価する？

では，安くてそこそこの薬と，高くてよく効く薬があった時に，どのように費用対効果を評価すれば良いだろうか？簡単な例を使って考えてみよう．

急性疾患の治療に，2つの薬がある．今までの薬は1人あたり2万円（100人あたり200万円）

で，100人中85人を救命できる．一方で新しい薬を使うと，1人あたり10万円（100人で1,000万円）で，100人中90人を救命できる．新しい薬は若干高いものの，その分多くの人を救命できる．「若干高い」と，「多く救命できる」のバランスをどのように考えるかが，費用対効果の評価ということになる（図3-2）．

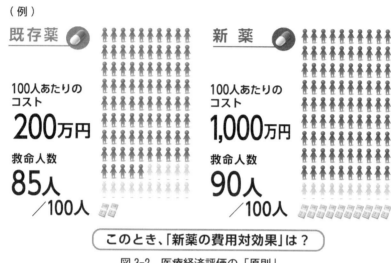

図3-2 医療経済評価の「原則」

「費用対効果」という言葉からすぐに連想されるのは，既存薬と新薬，それぞれの費用を効果で割り算することだろう．この数値は，図3-3左隅の原点から延びた2本の直線の傾きに相当する．直線の傾きは既存薬なら200万円÷85人＝2.4万円/1人救命，新薬は1,000万÷90人＝11.1万円/1人救命となる．この値を費用効果比（cost-effectiveness ratio：CER）と呼ぶが，CERを比較しても正しい評価はできない．

正しくは，費用も効果も既存薬（コントロール）との差をとって比較する．図3-4中，「既存薬の効果」と「既存薬のコスト」から延びる太線の傾きに相当する．具体的には，コストの差分を効果の差分で割り算して，(1,000万−200万)÷(90人−85人)＝160万円/1人救命増加となる．この値を増分費用効果比（incremental cost-effectiveness ratio：ICER）と呼ぶ．太線の傾きが，ICERとなる．経済評価の際には，CERでなくICERで評価するのが基本になる．

卑近な例えになるが，あるレストランで「1,000円のランチ」と「1,500円のランチ」の2つから選んで注文する際に，考えるのは「それぞれのランチの1円あたり・1 calあたりの値段」などではなく，「1,500円ランチと1,000円ランチの質や量の差が，差額の500円に見合っているか？」であろう．薬の場合もこれと同様に，「コストの差分に見合った効果の改善があるか否か？」を評価するのである．

別の例を使って，CERの評価が不適当な例を説明しよう．

今の例では，既存薬が「100人で200万円・85人救命」，新薬が「100人で1,000万円・90人

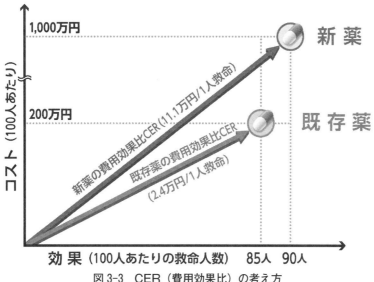

図3-3 CER（費用効果比）の考え方

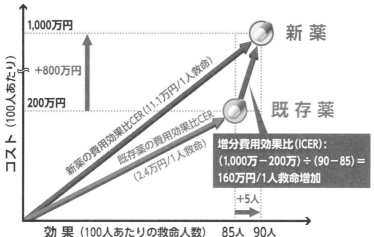

図3-4 ICER（増分費用効果比）の考え方

救命」だった．この場合は，新薬が既存薬よりも「高くてよく効く」関係にあるので，新薬の費用対効果が「良い」とされる可能性は十分にある．

この時，さらに別の「新々薬」があったとしよう．この薬は，100人のコストが500万円で，救命人数は45人である．さて，この薬の費用対効果はどうなるだろうか？

既存薬を使えば，費用は200万円で，少なくとも85人は救命できる．一方で「新々薬」を使うと，費用が500万円－200万円＝300万円増加するのに，救命人数は85人から45人に，40人減少してしまう．既存薬よりも「高くて効かない」新々薬を，導入する理由は（少なくとも費用対効果の観点からは）見当たらない．

ところが「新々薬」の費用を効果で単純に割り算すると，500万÷45人で，1人救命あたり

11.1万円．この数字は，先ほどの「高くてよく効く」新薬（1,000万÷90人）とまったく同じ値になる．明らかに価値の低い新々薬と，そこそこ価値がありそうな新薬とで，費用効果比 CER は同じになってしまう．それゆえ，価値のものさしとして CER は不適切なのである．

3-4 増分費用効果比 ICER の優劣は？

高くてよく効く薬と，安くてそこそこの薬の2つを比較するときには，費用効果比 CER でなく，「費用の差分」を「効果の差分」で割り算する増分費用効果比 ICER で比較することを紹介してきた．では ICER は，大きな値と小さな値，どちらが優れているかを考えてみたい．

図3-5に，単純な比較の例を示した．いったん ICER のことは考えずに，2つの新薬の優劣を既存薬と比較しながら考えてみよう．

図3-5の縦軸が費用，横軸が効き目である．すると新薬1は，費用が大きく増大するにも関わらず，効き目は既存薬とあまり変わりがない．一方で新薬2は，費用は少ししか増大しないうえに，効き目が大きく改善する．ICER のことを全く考慮しなくても，新薬2のほうが新薬1より優れていると言えそうである．

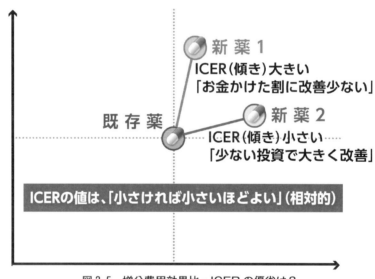

図3-5 増分費用効果比・ICER の優劣は？

さて，このとき2つの薬の ICER はどうだろうか？ ICER は，既存薬と新薬を結んだ直線の傾きであると述べた．とすれば，新薬1の ICER は大きく，新薬2の ICER は小さくなる．

新薬1よりも，新薬2の方が費用対効果に優れている．一方で ICER は，新薬1よりも新薬2よりも小さい．このことを考え合わせると，「ICER の値は，小さければ小さいほどよい」という考え方が成り立つ．

例えば，3つの薬 A，B，C があって，1人救命あたりの ICER がそれぞれ 50 万円・5,000 万円・500 万円だったとする．このとき，費用対効果が最も良いのは A（ICER 50 万円），続いて C（ICER 500 万円），最後が B（ICER 5,000 万円）となる．ICER の単位が揃っていることが前提となるが，基本的には「より小さな ICER の介入が，より費用対効果に優れている」と結論できる（表 3-1）．

表 3-1　ICER，式で表すと？

	コスト（C）	アウトカム（O）
新薬 A	Ca	Oa
既存薬 B	Cb	Ob
差分	Ca − Cb	Oa − Ob

「A の B に対する ICER」＝（A と B のコストの差分）÷（A と B のアウトカムの差分）

$$ICER = \frac{Ca - Cb}{Oa - Ob}$$

第**4**章

薬剤経済評価の基礎手法

　第3章で述べたICERを計算して費用対効果を評価する際に，効果のものさし（アウトカム指標）を何に設定するかが問題になる．先の例のように救命人数をとった場合，すぐに死に至ることは少ない疾患領域，例えば生活習慣病などの慢性疾患の医薬品との比較は難しくなる．肝硬変や心筋梗塞の発症など，疾患特異的なアウトカムを用いる場合もあるが，このような場合は他の疾患領域の医薬品との比較は完全に不可能となる．肝硬変や肝がんの発症をアウトカムにとった場合，肝炎治療薬同士の比較，例えばソフォスブビルとインターフェロンの比較は可能だが，ソフォスブビルと抗がん剤や糖尿病治療薬の比較は当然不可能であろう．

　費用対効果の評価では，効き目のものさしを何に設定するか，さらには効き目にそもそも差があるかどうかで，分析手法の名前が変わる．この章では，代表的な4つの分析手法を紹介したい．

4-1 費用最小化分析（CMA）

　複数の治療法の間に効き目の差がなければ，より安い治療法を選ぶのは自然の流れである．これを，費用最小化分析（cost-minimisation analysis）と呼ぶ．

　「効き目に差がない時に，より安い治療法を選ぶ」場面としてすぐに思いつくのは，新薬と後発薬の比較であろう．しかし費用最小化分析の活躍の場は，他の領域にもある．

　例えば，同じ薬に対して投与法の違いの影響を評価する場合がある．骨粗鬆症など，同一成分で毎日投与・週に1回投与・28日に1回投与の複数の薬剤が存在する領域を考えよう．投与間隔が長くなれば，患者の負担を減らすことができる．あるいは糖尿病や関節リウマチなどで，同じ薬剤同士で在宅で自己注射した場合と外来を受診して投与する場合の比較も考えられる．この場合は，自己注射を導入すれば，来院頻度の削減を通して，医療費や患者の交通費などの削減が見込める．

4-2 費用効果分析（CEA）・費用効用分析（CUA）

「何年生きたか？」の生存年数（life year：LY）をアウトカム指標にとれば，肝炎治療薬と抗がん剤と糖尿病治療薬を同じ土俵で比べることができる．しかし，疾患発症後の生活の質（quality of life：QOL）の低下は，生存年数でも評価できない．肝硬変や脳梗塞，認知症などの原因で，介助者なしでは外出できない状態で1年生きるのと，完全に健康な状態で1年生きるのとでは価値は変わってくるだろうが，生存年数をものさしにするとどちらも「ともかく1年生きた」とカウントするしかない．関節リウマチや認知症のような，生命予後への影響（mortality）よりも生きている間の生活の質への影響（morbidity）が重視される疾患の場合，生命予後のものさしだけでは，病気の重みを適切に測れないことになる．

こうした考え方を発展させたのが質調整生存年（quality adjusted life year：QALY）の概念である．QALYの算出に際しては，特定の健康状態に，死亡がゼロ・完全に健康が1の「QOL値」を当てはめる．例えば病気が進行して寝たきりとなり，介助者なしには外出ができない状態（状態Aとおく）に0.4を当てはめたとしよう．すると状態Aで1年生きることは，生存年数では当然1年だがQALY基準では $1 \times 0.4 = 0.4$ QALYに換算される．状態Aで10年生きることと，完全に健康な状態で4年生きることとがどちらも4QALYで同等となる．

QALYとLYとの関係を，図4-1に示した．点Aで疾患にかかり，点Bで介入を選択する．無治療では点C（t_1），既存薬では点D（t_2），新薬では点E（t_3）で死亡する．「新薬と既存薬の効き目の差」を生存年数LYで測った場合は，「どれだけ長生きできたか」のみを考慮することになる．新薬と既存薬の余命はそれぞれt_3，t_2だから，効き目の差はそのままt_3-t_2，すなわちDEを底辺とする長方形の面積となる．

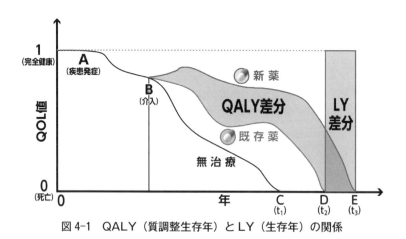

図4-1 QALY（質調整生存年）とLY（生存年）の関係

一方，QALYで測った場合はDBEで囲まれた部分の面積が，効き目の差に相当する．「余命の延長効果」だけでなく，「生きている間のQOLの改善効果」も評価できるのが，QALYのメ

リットである.

QALYと対をなす概念として，障害調整生存年（disability-adjusted life years：DALY）がある．DALYは，疾患によるQOLの低下部分（years lost due to disability：YLD）と，疾患による平均余命の減少部分（years of life lost：YLL）の和として表現される．DALYは，ある疾患が社会全体へもたらす負担（disease burden，疾病負担）を推計する際に用いられる．

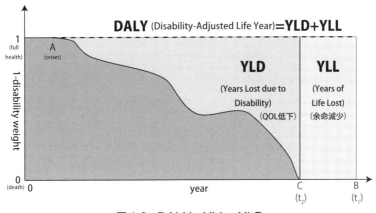

図4-2 DALY, YLL, YLD

節のタイトルにある「費用効果分析」と「費用効用分析」は，ICERを計算するなどの評価手法は全く同一で，アウトカム指標で何を使うかだけで区別される．QALY「以外」のアウトカム指標を使うのが費用効果分析（cost-effectiveness analysis：CEA），QALYを使うのが費用効用分析（cost-utility analysis：CUA）である．

第3章で，ICERについては値は小さければ小さいほど「費用対効果に優れる」と述べた．これは「1,000万円/1人救命増加よりは200万円/1人救命増加の方が，より費用対効果に優れる」という相対評価だが，QALYを使った費用効用分析の場合は，絶対的な評価も可能である．1 QALY獲得あたりのICERは明確な基準ではないものの，英国では2万～3万ポンド程度，米国では5万～10万ドル程度，日本では500万～600万円程度までであれば「費用対効果に優れる」とされる．この値を「閾値（threshold）」と呼ぶ．やや意外ではあるが，「生存年数1年延長あたりのICER」「救命人数1人増加あたりのICER」「肝がん発症1人減少あたりのICER」など，QALY以外のものさしでICERを計算した場合は，合格ラインすなわち閾値が存在しないため，絶対的評価ができない．合格（費用対効果に優れる）・不合格（費用対効果に劣る）の判定が「ある程度」可能なことは，QALYの大きなメリットである．

例えば，未治療の慢性肝炎患者をソフォスブビル＋インターフェロンで治療した場合とペグインターフェロン＋リバビリンで治療した場合とを比較すると，期待費用はそれぞれ600万円 vs 450万円である．一方でQALYの期待値は，25.81 QALY vs 23.64 QALY となる．すなわちソフォスブビルによって，費用は150万円増えるものの，2.17 QALYを獲得できる．ICERは150万円÷2.17 QALY＝70万円/QALYで，合格ラインの500万円よりも十分に低いので，「費

用対効果に優れる」と結論できる.

4-3 費用便益分析（CBA）

　さらに，アウトカム改善効果をも金銭価値に換算して評価し，コスト増分との大小比較を行う分析を費用便益分析（cost-benefit analysis：CBA）と呼ぶ．例えば，ある医薬品によって増加するコストが50万円で，導入によって1人当たり0.3 QALYのQOL改善効果が得られたと仮定する．費用便益分析では，「1 QALY改善」をさらに金銭価値に換算する．これを便益（benefit）と呼ぶ．1 QALY改善の金銭価値が500万円であれば，この薬で得られる便益は500万円/1 QALY×0.3 QALY＝150万円．コスト増分が50万円だから，差し引き150−50＝100万円のプラス…と評価する.

　CBAは，医療以外の公共事業分野ではよく用いられる手法で，この分析を使えば医療以外の分野との比較，例えば「医薬品の導入」と「ダムの建設」どちらを優先すべきかなどの評価も可能になる．ただしアウトカムをどのように金銭換算するかは議論も多く，現状ではCBAを用いた研究は数少ない.

表4-1　4つの手法のまとめ

効き目に差がない時		
CMA 費用最小化分析	費用が安い介入が「勝ち」	
効き目に差がある時		
CEA 費用効果分析	ICERを計算 アウトカムはQALY以外	効果のデータは得やすい ICERの解釈はやや難しい
CUA 費用効用分析	ICERを計算 アウトカムはQALY	QOL値のデータが得にくい ICERの解釈は容易
CBA 費用便益分析	アウトカムも金銭換算	アウトカムの金銭換算は難しい 結果（純便益）の解釈はとても容易

第**5**章

費用の推計法（1）
―分析の立場―

　第4章では，経済評価の方法として費用最小化分析・費用効果分析・費用効用分析・費用便益分析の4つの手法を紹介した．4つの手法の違いは，結局のところは「効き目をどのように測るか？」に行き着くことになる．それゆえ，費用対効果の「費用」の部分については，どの分析手法を選んだとしても測定法や論点はほぼ共通となる．

　この章では，費用の取り扱い方について，「どのような費用を算入するか」の分析の立場の話題，さらには「ある費用をどのように見積もるか」の費用の算定法の話題に分けて紹介していきたい．

5-1 ┃ 誰の財布を考える？―分析の立場

　どのような経済評価を行う際に，分析を始める前に必ず定めるべきなのが，この節で扱う「分析の立場（perspective，viewpoint）」である．「立場」の意味は，「誰の財布を考えるか？」と捉えるとイメージしやすい．

　例えば，ある病気の治療に関し，医療費が10,000円・交通費が5,000円かかったとしよう．医療費には保険が効いて，3割負担（自己負担3,000円）と仮定する．

　まず，患者の立場を選んでみよう．医療費は自己負担分のみ払えば良いので，3,000円．一方，交通費は保険が効かず全額自己負担だから，5,000円．患者の財布から出ていくお金は合計で8,000円なので，患者の立場からの費用は8,000円となる．

　一方で，保険者の立場ではどうだろう？　医療費10,000円のうち，保険者が負担するのは自己負担分3,000円を除いた7,000円．交通費5,000円は保険者には無関係なので，0円になる．それゆえ，保険者の立場からの費用は7,000円になる．

　患者の立場からは8,000円，保険者の立場からは7,000円．金額の差は一見小さいが，中身は全く異なる．立場によって費用が異なるのはむしろ当然なので，絶対の正解は存在しない．

表5-1 医療費10,000円・交通費5,000円，立場を変えると？？？

	患者の立場	保険者の立場
医療費 10,000 円	3,000 円（ 30%）	7,000 円（70%）
交通費　5,000 円	5,000 円（100%）	0 円（ 0%）
合計　15,000 円	8,000 円	7,000 円

　立場の選び方の基本は，分析結果を使う人に近い立場，言い換えれば「意思決定の役に立つ」立場を選ぶことである．経済評価の結果を，ある技術を保険でカバーするかどうかの判断に使うとすれば，最も適切な立場は当事者，すなわち保険者の立場となろう．純粋な意味では，保険者に対して「患者の交通費が安くなる！」というデータを提出しても，説得力は乏しいはずだ．

　だとすれば，経済評価の結果を保険給付の可否・価格調整に使う国では，保険者の立場が基本的に使われる…となりそうだが，少々問題がある．

　自己負担がないか，わずかな額の定額負担の国であれば，保険者の立場からの分析は簡単だ．しかし日本のように，定額負担でなく定率負担の形をとり，なおかつ年齢によって自己負担が変動する場合，患者自己負担分と保険者の負担分を正確に切り分けることはやや難しくなる．年齢がわかったとしても，月の自己負担が一定額以上（標準の所得の人では約9万円以上）になると自己負担割合が低く抑えられる高額療養費制度などもあるため，正確を期そうとすると，個々人レベルでデータを集める必要が出てくる．

　少々「ずるい」手だが，実際の運用でよく用いられているのは，「医療費支払者の立場（healthcare payer's perspective）」である．保険者の立場と表記はよく似ているが，医療費支払者の立場をとるときは，自己負担割合を考慮せずに「医療費のみ」を「100%」計算に入れる．

表5-2 医療費支払者の立場（healthcare payer's perspective）

医療費は100%算入
他のコストは考慮せず

　先の例であれば，患者と保険者の負担割合（3割：7割）に関わらず，医療費10,000円をフルに組み入れ，交通費は除外する．それゆえ，医療費支払者の立場から見た費用は，10,000円（医療費10,000円＋交通費0円）となる．

　同じ「医療費10,000円・交通費5,000円」でも，患者の立場からは8,000円（3,000円＋5,000円）・保険者の立場からは7,000円（7,000円＋0円），医療費支払者の立場からは10,000円（10,000円＋0円）が正しい「費用」となる．しかし，立場の議論をせずに「この治療にかかった費用はいくら？」と聞いたら，多くの人がシンプルに15,000円と答えるだろう．このように，誰が払ったかは考慮せずに，すべての費用を100%組み込む立場を社会の立場（societal perspective）と呼ぶ．

　なお，本来の意味での社会の立場は，価格の推計法などに厳しい条件がつけられており，完全

第 5 章　費用の推計法（1）—分析の立場—　　*33*

表 5-3　医療費 10,000 円・交通費 5,000 円，立場を変えると？？？

	患者の立場	保険者の立場	医療費支払者の立場
医療費 10,000 円	3,000 円（ 30%）	7,000 円（70%）	10,000 円（100%）
交通費　5,000 円	5,000 円（100%）	0 円（ 0%）	0 円（ 0%）
合計　15,000 円	8,000 円	7,000 円	10,000 円

に満たす研究は非常に少ない．「本来」の社会の立場と，より広い意味での社会の立場を区別する意味で，「限定された社会の立場（restricted societal perspective）」と定義する向きもある．

表 5-4　社会の立場（societal perspective）

すべてのコストを 100%算入

表 5-5　「社会」の立場？

＊本来の意味での「社会の立場」は，ハードル高い
1. 労働生産性への影響を考慮
2. コストは価格でなく，機会費用で算入
3. 社会の選好（preference）を，健康状態の価値づけに反映
→とくに 2 番は困難…
　　なので，1＋3 で「限定された社会の立場」と定義

(Garrison LP Jr, Mansley EC, Abbott TA 3rd, *et al.* Good research practices for measuring drug costs in cost-effectiveness analyses: a societal perspective: the ISPOR Drug Cost Task Force report—Part II. *Value Health*. 2010; 13(1): 8-13.)

　誰が払ったかは考慮せずに，すべての費用を 100%組み込む…となると，社会の立場をとるのが最も合理的なようにも「一見」思えてくる．しかし前にも述べたように，大事なのは「広くコストを組み込んでいること」ではなく，「意思決定者の状況により近いこと」である．保険者として給付の可否や価格の調整に使うならば，保険者の立場や医療費支払者の立場がむしろ適している．社会全体の負担を評価するならば，社会の立場が適しているだろう．どんな時にでも使える万能の立場があるわけでなく，分析結果を使う人が誰なのかをまず考えて，適切な立場を選ぶ必要がある．
　なお，社会の立場をとった場合，医療費などに加えて病気によって働けなくなった部分の損失，すなわち生産性損失を組み込むことが一般的である．生産性損失については，次節以降で詳しく触れる．

表 5-6　立場によって変わる費用

	保険者	患　者	医療費支払者	社　会
医療費	7,000 円	3,000 円	10,000 円	10,000 円
交通費	0 円	5,000 円	0 円	5,000 円
合計	7,000 円	8,000 円	10,000 円	15,000 円
生産性損失	非算入	非算入	非算入	**算入**

「医療費 10,000 円，交通費 5,000 円」，どうなる？

5-2 動くお金，動かないお金

ある病気の「費用」として，どんなものが考えられるか？誰でも思いつくのは，当然医療費だろう．薬剤費や医師の診察料，合併症の治療費など，医療保険から支払われる部分だけでなく，保険外の漢方薬や健康食品など，代替医療の費用も場合によっては含まれる．疾患によっては，代替医療のコストも無視できない大きさになる．がんや関節リウマチの患者を対象にした調査では，がんでは半分近く，リウマチでも3割強の患者が何らかの代替医療を使っていると回答している．

病気に関わる費用は，医療費だけではない．生活のサポートが必要な状況になれば，介護の費用が発生する．2000年に介護保険制度が新設された時点で，介護の費用は国民医療費から除かれている．日常生活のサポートを目的とする「介護」と，病気やケガの治療をする「医療」は，そもそも役割が異なる．

先ほどの例でもあった交通費や，杖その他の自助具の費用など，医療費以外にも病気関連で幅広く費用が発生する．これらの費用を，「非医療費」と定義する．

医療費（保険医療費＋保険外の医療費）と非医療費で区分けすれば，すべての費用を網羅できそうに思える．確かに，「実際にオカネが動く費用」については，ここまでで十分である．

「実際にオカネが動く費用」は奇妙な表現だが，目に見える形で費用が発生するものを指す．かつては，直接費用（direct cost）と定義されていた部分である．

あえて「目に見える」，「実際にオカネが動く」と繰り返すのは，そうでない費用，すなわち「実際にはオカネが動かない費用」が存在するためだ．

実際にはお金が動かないのに，費用とは奇異に感じられるが，その代表格が生産性損失（productivity loss）である．かつては，直接費用と対比させて間接費用（indirect cost）と呼ばれていた．

表 5-7　（かつての）直接費用と間接費用

直接費用 direct cost	実際にお金のやり取りあり （医療費など）
間接費用 indirect cost	お金のやり取りなし （生産性損失など）

通常の費用は，先ほどの立場の節で議論したように，誰かの財布から必ずお金が出ていくことになる．払った人の立場から見れば，お金が出ていった分減少することになる．生産性損失（間接費用）はこれとは異なり，お金が減ることはない．例えば風邪を引いて，3日間家で寝込んでいたとしよう．本来ならば仕事に行けたはずなのに，風邪のせいで仕事ができず，その結果としてもらえた「はずの」賃金がもらえなくなった．これが，生産性損失である．すなわち，財布からお金が出ていったのではなく，入ってくるはずのお金が入ってこなかった損失を指す．経済学

では，これを機会費用（opportunity cost）と呼ぶ．機会費用は病気の時でなくても，いつでも発生しうる．

例えば，「午後大学にいて，授業を受けた」としよう．授業を休めば，その時間アルバイトができて，半日で 4,000 円稼げたとする．すると，「授業を受けたために，アルバイトで得られたはずのオカネが得られなくなった」という図式が成り立つ．この場合，授業の機会費用は得られなくなったアルバイト代，すなわち 4,000 円となる．

ある行為（授業）を「最善の策」として選択したために，次善の策の行為（アルバイト）で得られたはずのお金が得られなかった…これが，機会費用の考え方である．

5-3 | さまざまな生産性損失—仕事ができない？　はかどらない？

生産性損失は，先に述べたように「仕事ができない」損失に代表される．病気の「せいで」仕事ができない状況は，さまざま考えられる．

まずは，治療を受けに行くために仕事ができなくなる「受療のための生産性損失」である．外来に通うならば半日程度，入院ならばその日数分だけ，仕事を休むことになろう．

続いて，病気が悪化したために仕事を続けられなくなる・仕事の形態を変える（正社員からパートに変わるなど）という「病状悪化にともなう生産性損失」である．勤務形態そのものが変わってしまうので，受療のための損失に比べて影響は大きめになる．

さらに，病気にともなって早期に亡くなってしまった場合，早期死亡にともなう生産性損失が発生する．交通事故の例などを考えよう．本来ならば65歳まで働けたはずが，交通事故で40歳で亡くなってしまったとする．この場合，「事故がなければあと25年間働けたはず」と考えて，25年分の生産性損失が発生したと考える．早期死亡による生産性損失は，金額も大きくなりがちなので，どのようにカウントするかは議論もある．

ここまでの三類型，「受療」「病状悪化」「早期死亡」が，「仕事ができない」タイプの生産性損失に属する．これで終わり…と考えがちであるが，近年出てきた考え方では，さらに広い概念の生産性損失を分析に組み入れる．

病気が仕事に与える影響は，「休む」「辞める」のような大きな変化だけではない．仕事を休むほどではないが，痛みやその他の症状が気になって仕事の効率が落ちる，ふだん1時間で済む作業が4時間かかってしまった…このような仕事が「はかどらない」損失も，生産性損失には含まれる．

仕事が「できない」損失は，仕事を休む＝absent をとって，アブセンティーイズム（absenteeism）と呼ばれる．一方で仕事が「はかどらない」損失は，仕事には来ている＝present をとり，プレゼンティーイズム（presenteeism）と呼ばれる．とくに軽症の疾患などでは，病気のために仕事を休む・辞める可能性は小さいため，アブセンティーイズムのみの評価では十分に負担を捉えきれないことも多く，疾患にともなう損失を推計する際には注意が必要である．

表 5-8　さまざまなコストデータ（費用の分類）

＊かつての直接費用（実際に支払い発生）
　＊直接医療費
　　＊保険医療費・代替医療 etc
　＊直接非医療費
　　介護・交通・自助具…
＊かつての間接費用（実際の支払いなし）
　＊本人と介助者の生産性損失
　＊**仕事できない**：受療・病状悪化・早期死亡…
　　（アブセンティーイズム）
　＊**仕事はかどらない**：4 時間で終わる仕事が 6 時間
　　（プレゼンティーイズム）

5-4 ｜ 生産性損失の測り方は？―人的資本法・摩擦費用法…

　生産性損失の推計法の基本は，通常の費用と同様に「単価×日数」を求めることである．しかし，「単価」の推計も，「日数」の推計も，それぞれ論点がある．

　まずは単価について考えてみよう．

　賃金に関して，日本では「賃金構造基本統計調査（賃金センサス）」が毎年実施されており，業種別や性別・年齢別・学歴別の賃金の平均値が公表されている．

　医療経済評価の際に，業種で区切ることはあまりないが，性別や年齢別の解析を行うことは頻繁にある．もともと分けて解析しなかったとしても，同じ人を長期間分析すれば，必然的に年をとっていくことになるので，必然的に年齢別のデータを使うことになる．ならば，「性・年齢別の賃金を用いるべきである」と結論づけられそうだが，ここが論点になる．

　2 つの疾患を考えよう．疾患 A は，20 代の女性に多く発症する．疾患 B は，50 代の男性に多く発症する．疾患の治療費や，休業日数は，両者でほぼ同じだったと仮定しよう．

　一般的に賃金は，男性のほうが女性よりも高い．平成 27 年の賃金センサスでは，男性の全年齢平均は 547.7 万円・女性の全年齢平均は 372.7 万円であり，170 万円あまりの差がついている．さらに 20 代女性と 50 代男性を比較すると，前者は 288.3 万円・後者は 704.5 万円で，差は 2 倍を大きく超える．

　性・年齢別の賃金を当てはめた場合，20 代女性の賃金＜＜50 代男性の賃金となるので，休業日数が同じであれば，疾患 A による生産性損失＜＜疾患 B による生産性損失となる．これを突き詰めると，「オカネ持ちがかかりやすい病気の生産性損失＞＞そうでない人がかかりやすい病気の生産性損失」となり，結果的にお金持ちがかかる病気の方が「優先」される環境に至る．

　もちろん，実際の機会費用が大きくなるという立場から，性・年齢で分けた賃金を使うべきという主張もある．一方で，上記の理由から，公平性の観点から全年齢・男女を統合した賃金をすべてに当てはめるべきという主張もある．これ以降の論点にも共通するが，どちらの立場をとるかは結論が出ていない部分も多いので，「どのようなルールで推計したのか」を明示することが

重要である．

ここまでは「1日あたりいくらか」の単価の議論だが，「何日分損失が発生したか」の日数の計算方法も，人的資本法（human capital method）と摩擦費用法（friction cost method）の2つに分けられる．

人的資本法では，罹患者本人が休んだ日数すべてを生産性損失とみなし，計算に組み込む．一方で摩擦費用法は，仕事を休んでから代わりの人材が見つかるまでの日数のみに生産性損失が発生したと考える．例えば，誰かが病気で10日間仕事を休んだとしよう．2日目まではカバーできず，3日目以降は代わりの人が仕事をしたとする．

この時，生産性損失が発生した日数は，人的資本法では10日間・摩擦費用法では2日間と判定される．より現実的に「損失」を反映しているのは摩擦費用法の2日間とも思える．しかし，データの取得可能性を考えた場合，人的資本法ならば勤務表その他から後ろ向きに判定できるが，摩擦費用法では「代わりの人が見つかるまで何日かかったか？」を個別のケースごとに判定する必要があり，やや難しくなる．測定の難しさもあり，分析ガイドラインにおいて摩擦費用法での推計を推奨している国はオランダのみで，通常は人的資本法が推奨される．日本の研究ガイドラインも，人的資本法をベースにしている．

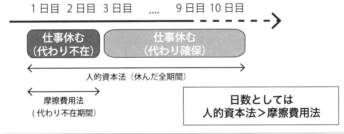

表5-9　人的資本法と摩擦費用法

5-5 生産性損失は常に「切り札」たりうるか？

どんな領域で話をしていても，「この病気は悪化すると仕事ができなくなる．そのような損失も含めれば…」のような議論は必ず出てくる．そもそも悪化して（ひどくなって）も仕事に影響しない病気の方がおそらくまれで，ある意味当然のことであるが，「医療費だけでは費用対効果が悪くなった．だが，社会の立場から生産性損失を組み込めば，きっと『逆転』できる」のような生産性損失信仰はまだまだ強い．

しかし，生産性損失は決して万能ではない．領域や疾患の特性によっては，組み込んでも結果が変わらないか，むしろ悪化（ICER の数値が増大）する場合すらありうる．

まず，高齢者に多い疾患を取り扱う場合，病気がなかったとしてもすでに定年退職している可能性が高く，算入すべき生産性損失が存在しなくなる．家事労働などを考慮して平均寿命まで生産性損失を（就業率を考えずに）組み込む方法もあるが，通常は定年退職までの年齢，現状であれば 65 歳に達するまでで計算を止めることが一般的である．そのため，好発年齢が 70〜80 歳の疾患などでは，生産性損失がゼロとなる．

次いで，転移・再発後の抗がん剤などの重症例に対する介入を評価する場合，仮に良く効いたとしても，実際に仕事に復帰できるかどうかは不明である．がんが転移・再発した時点ですでに退職していれば，介入の有無にかかわらず生産性損失に変化はない．

前者も後者も，新しい薬でも今までの薬でも就業状況は変わらない（どちらにしてもすでに退職）ため，どちらを選んでも生産性損失は同じ金額となる．そのため，増分費用（費用の差分）を求める際には相殺されてしまい，ICER の値には影響しなくなる．

さらに「極端」な例をあげよう．アブセンティーイズムを評価するところで，生産性損失は「受療」「病状悪化」「早期死亡」の３つの要素に分けられることを紹介した．このうち，受療にともなう生産性損失を考えてみる．

とくに問題になるのは，ワクチンなど予防の費用対効果を考えるときである．「受療の生産性損失」としてすぐに思いつくのは，感染症にかかって治療を受ける際の生産性損失である．通常，ワクチンなどの介入を受けたほうが感染症にかかる可能性は下がるから，感染症にともなう生産性損失は小さくなるだろう．しかし本来は，この損失は「受療（介入を受ける）」ではなく「病状悪化」の生産性損失として捉えるべきものである．ワクチンにおける「受療の生産性損失」は，「ワクチン接種に連れて行く時の生産性損失」である．感染症にかかった際の生産性損失を組み込むのならば，ワクチン接種そのものに対する生産性損失を組み込むことはむしろ当然とも言える．そして，「接種の生産性損失」は，介入群のほうが当然大きくなる．

感染症発症にともなう生産性損失（介入群＜対照群）が発生するのは，当然ながら感染症の発症者のみである．一方で，接種に連れて行くための生産性損失（介入群＞対照群）は，介入群全員に発生する．そのため，有病率の低い感染症の場合，前者の「感染症損失」が後者の「接種損失」よりもはるかに小さくなることが起こりうる．実際 B 型肝炎ワクチンの評価の例では，前者が 2〜3 億円程度なのに対して後者は 100 億円を超えた．そのため，生産性損失を組み込むと，むしろ費用対効果が悪化する結果になった（医療費のみの ICER：1600 万円/QALY，生産性損失を組み込んだ ICER：3,200 万円）．

少々極端な例を示したが，生産性損失を組み込むことが常に結果の改善（ICER が小さくなる）につながるわけではないことは，注意を払うべきであろう．

第5章　費用の推計法（1）―分析の立場―　*39*

表5-10　B型肝炎ワクチンの費用対効果（割引3%，100万人あたり）

	セレクティブ	ユニバーサル	差　分
ワクチン費用	9.610	184.211	174.601
肝炎関連医療費	4.869	2.283	−2.586
合計（直接費用のみ，億円）	14.479	186.494	172.015
感染症生産性損失	10.885	4.150	**−6.735**
接種生産性損失	0.556	141.742	**141.186**
合計（生産性損失含む，億円）	25.920	332.387	306.467
獲得 QALY	31,037,070	31,038,104	1,034
ICER（直接費用のみ，円）			16,635,919
ICER（直接＋感染症，円）			15,984,562
ICER（直接＋感染症＋接種，円）			29,638,962

5-6 ｜ そもそも，閾値とは？

　上で述べたものに関連する論点として，1 QALY あたりの ICER の閾値は「どのような立場からの分析」に当てはめ可能か？という問題がある．

　一般的に言われている閾値は1 QALY あたり500万～600万円とされる．この時，「医療費支払者の立場からの分析では1 QALY あたり850万円・生産性損失を組み込むと1 QALY あたり350万円」のような結果が得られた場合，どのように解釈すべきだろうか？単純に基準を当てはめれば，「医療費支払者の立場からは，850万円＞500万～600万円なので費用対効果は悪い．生産性損失を組み込んだ場合は，350万円＜500万～600万円なので費用対効果は良い」のような評価になるが，立場によって費用対効果の良し悪しが変化すると，解釈は非常に難しくなる．

　後の費用効用分析の章で述べるが，1 QALY に対する閾値を「元気な1年間にいくらまでなら支払可能か？」という支払意思法（willingness-to-pay）から求める場合，医療費以外のコストはそもそも考慮されていないことが多い．そのため，基本的には閾値の数値をそのまま当てはめることが可能なのは，医療費支払者の立場からの分析を行った場合に限られる．

　ただし実際の運用では，生産性損失を組み込んだ分析にも同じ閾値を適用している例もある．予防接種に関する推奨を行う ACIP（Advisory Committee on Immuniation Practices，CDC の下部組織）は，推奨・非推奨を判断する際に cost/QALY で算出した費用対効果を参考にしている．この際に ACIP は生産性損失を組み込んだ ICER を算出しつつ，5万ドル～10万ドル/QALY の閾値を当てはめている．

　効き目のものさしに QALY を使った場合，生産性の低下は QOL 値にすでに含まれているのではないかという二重計上の問題点もある．すなわち，生産性低下という1つの現象を，QOLの低下（アウトカム）と機会費用の発生（コスト）と双方の側面から計上してしまう点が問題視

される．とくに立場によって閾値との大小関係が変化する場合などは，双方の結果を併記することが不可欠である．

第6章

費用の推計法（2）
―単価と資源消費量の推計―

6-1 費用の算出法（1）―単価の推計法

　費用の算出法の大原則は，「単価」×「個数」．すなわち単価に消費量を乗じて，合計金額を求めるやり方である．第1章で示したとおり，医療にまつわるヒトもモノも「医療資源」という言葉でまとめられるため，「個数」の部分は資源消費量（resource use）と呼ばれることが多い．薬剤や使い捨ての医療用具（注射器）など，個々の患者が文字通り「消費」するものは，資源消費量という表現が良くあてはまる．しかしこれだけではなく，CT や MRI の検査をしたり，あるいは外科医の手術や薬剤師の服薬指導なども，すべて「資源消費」に含まれる．「薬剤師 A さんが，薬局で5分間来局者に服薬指導を行った」ことも，「A さん」という医療資源を5分間分消費したと考えるのである．

　では，特定の疾患，例えば高血圧の「単価と資源消費量」は，どのように算出するべきか？

　高血圧の患者全員に対して，受診頻度や使った薬剤，受けた検査の内容や所要時間をすべて記録することは，もちろん不可能だ．仮に医療費以外の費用や生産性損失も組み込む社会の立場をとったならば，病院に通うための交通費や，「血圧が気になる方へ」との触れ込みの健康食品，さらには通院のために仕事を休んだ回数など，膨大な項目が「費用」に分類されることになる．何らかの仮定を置いたうえで，標準的な費用を推定することがどうしても必要になる．

　保険医療費の場合，ある医療行為に対して支払われる価格は公定価格（診療報酬制度に基づく価格）である．すなわち，初診料や再診料，血液検査や画像診断の費用，薬剤費，手術費など，受けた治療それぞれに関して「1回あたりいくらかかるか」の単価は，全国一律に決まっている．例えば診療所の初診料ならば，1受診あたり 2,820 円（282 点）と定められている．もっとも，同じ初診料でも診療所と大病院では単価が変わるし，設備の整った医療機関には特別な加算もある．同じ検査でも，機器の精度や画像の保管方法によってやはり単価が変わる．さらに，院内処方か院外処方か，かかりつけ薬局か門前薬局かでも，薬局がとれるお金（調剤報酬）は変わ

る．

　環境によって変わりうるとはいえ，単価部分は，ある程度の仮定を置けば自然に推計ができる．

6-2 費用の算出法（2）─資源消費量の推計法

　「1回あたりいくらか？」の単価を求めた後は，「どんな診療行為を何回行ったか？」の資源消費量推計である．一般的には，単価よりも資源消費量の推計の方がやや困難となる．

　資源消費量の推計法は，大きく2つに分けられる．

　まずは，「この病気の治療ならば，『月1回来院し，薬Aを処方される．血液検査は毎回実施し，3か月に1回X線検査（レントゲン）を実施する．有害事象が起きた場合は，別途薬Bを使ったうえで，3日間入院する…」のように，標準治療を仮定しつつ費用を積み上げていく手法である．

　「標準治療を仮定」と書くのはたやすいが，もちろん仮定には何らかの根拠が必要だ．医療経済の専門家だけでなく，十分に病気の実態を理解した臨床医の協力を得たうえで，実態に合った標準治療を考える必要がある．

　薬剤の用法・用量などは，添付文書である程度定まる．ただ，検査など他の手技の頻度は，やや複雑である．がんの化学療法などでは，ある抗がん剤で治療を開始し（ファーストライン・一次治療），転移や増悪が見られたら別の抗がん剤に移行する（セカンドライン・二次治療）．手を変え品を変えつつ化学療法を続けて，最終的には緩和ケアに至る．この場合，ある治療が終了したのちに次にどの化学療法を選択するかや，どの段階で緩和ケアに移行するかなど，考慮すべきポイントは多くなる．

　「病気Aの治療費を単純に推計したい」時と，「病気Aで軽症な人と，重症化した人，それぞれの治療費を推計したい」時でも，推計の難易度は変わる．どのようなレベルのデータが必要になるかは，分析のテーマに依存する．

　例えば，糖尿病の治療薬の評価を考えよう．この時，糖尿病によって将来起こる合併症，例えば人工透析や脳血管疾患の費用を推計することが目的ならば，「人工透析1例あたり」「脳血管疾患1例あたり」の費用を計算すれば足り，重症度による区分けは不要である．もちろん，治療をするとどの程度合併症のリスクを下げられるか？の計算は必要だが，こちらは費用よりはむしろ臨床効果の方で取り扱う話題である．

　一方で，合併症のリスク低減だけでなく，糖尿病自体の重症化を防ぐことのインパクトを知りたい場合もある．この場合は糖尿病そのものの治療費が，重症例と軽症例で異なるかどうかも推計に加える必要がある．そのためには，「重症例」と「軽症例」をあらかじめ定義したうえで，それぞれに対してどのような治療を施すかを定式化することになる．重症例と軽症例の定義を（臨床検査値や症状などで）示しつつ，専門医にアンケート調査を行うような方法も良く用いられる．専門家の担保が得られる意味では有用であるが，重症例と軽症例を分けて考える際に，臨

床実態よりも仮定した標準治療の差が大きくなってしまう，すなわち「重症例と軽症例で，治療の差を明確に出さなければ…」なる意識がはたらいてしまうバイアスの可能性はある．重症例と軽症例で治療の軽重の差が過度に大きくなると，重症化の影響は相対的に過大評価される．重症化の影響が過大評価されれば，それを食い止める治療（通常は新規治療）のインパクトもやはり過大評価されるため，注意が必要である．

6-3 レセプトデータの活用法？

標準治療を推定する方法と双璧をなすのが，実際に医療機関から保険者に請求された診療報酬のデータ（レセプトデータ）を使う手法である．実際の請求金額をベースにしている分，より精緻かつ簡単に医療費を推計できるとも考えられる．しかし実際に費用対効果の評価に用いる際には，いろいろな要素を考える必要がある．

まずは，利用可能なデータそのものの限界である．

第2章で述べたように，日本には3,000近くの保険者が存在し，それぞれが自らの加入者のデータをもっている．全体の請求データを統合したデータベース（ナショナルデータベース，NDB）も構築されており，徐々に門戸も開かれてはいるものの，現段階では利用申請ができるのは研究機関からのみで，企業その他が利用することは不可能である．

保険者あるいは病院からレセプトデータを取得したうえで，研究者や企業にデータを販売する民間のサービスもある．あらかじめデータを分析しやすい形に加工するなど，使い勝手が良い反面，レセプトの「部分集合」であるがゆえの限界はどうしても存在する．

例えば，企業の健康保険組合から集めたデータを元にする場合，高齢者（多くは定年退職済み）の人数はどうしても少なくなる．75歳以上は現行ルールでは必ず後期高齢者医療制度に移行しているので，65～74歳のみ，なおかつ限られた人数での分析を強いられる．また，病気が重症化して会社を辞めてしまった場合などは，保険者が変わることになるので，その時点でデータが失われてしまう．

一方で医療機関ベースで収集した場合は，保険者による偏り（高齢者が少ない）はある程度緩和される．反面，処方せんの薬剤費や，他の病院・診療所に移ったあとの治療費は抜け落ちてしまう．

現状では，広く利用可能なデータベースがいずれも「部分集合」である以上は，どうしてもデータの限界はある．ただ，「限界があるから使えない」と断じてしまうのは，本質的ではない．各データベースの特性と限界を理解したうえで，病気や治療の特性がデータベースの性質と合っているかどうかを判断しながら使うのが，最善の方法といえる．

レセプトデータのもう1つの弱点は，当然ではあるがレセプトが「診療データ」ではなく「請求データ」にとどまる点である．請求書である以上，そこに記された情報は請求する際に必要な情報のみである．例えば先ほどの糖尿病を考えた際に，「糖尿病の患者」と，「糖尿病とレセプト

に書いてある患者」とは，微妙に異なる．病気にかかっていても，受診しない人は後者には含まれない．

　また，「糖尿病にしか使えない治療薬」を出したいために，別の病気の患者に保険請求上「糖尿病」とつけて請求することもある（レセプト病名）．保険診療の原則は，「まずどの病気かを判断し」「その治療に必要な処置を選択する（投薬や検査など）」ことである．しかし現実的には，「この薬を出したいから，その薬を『出せる』病名をつける」ことは少なからず行われている．糖尿病薬のように，使用範囲がほぼ糖尿病に限定されている薬であれば問題は起こりづらいが，適応が広い薬などの場合は，注意が必要である．

　「A病の医療費」にとどまらず，重症化の軽重で評価を分けたい場合には，さらに難しい問題が生じる．請求書であるレセプト上には，症状の重さの判断基準となりうる情報（臨床検査値や医師の判定など）は基本的には書かれていない．「重症の患者にのみ，この強い薬を使う」「重症の患者の場合，特殊な検査を行う」のように医療行為から逆向きの推定ができる領域であれば，ある程度区別ができるが，このようなケースはあまり多くない．

　「慢性肝炎」「代償性肝硬変」「非代償性肝硬変」「肝がん」のように，重症化とともに病名が変わるケースであれば，一見レセプト上からも推計ができそうだ．しかしこの場合でも，どの病名を記載しても保険請求が可能という状況下では，細かく区分けした病名が書かれていないことも多い．「肝不全」で片づけられることも多く，区分けが難しいことも多い．

6-4 そもそも，病気の医療費とは？

　標準治療ベースでもレセプトベースでも，「○○病の医療費にはどこまでが含まれるか？」という問題は避けて通れない．

　例えば糖尿病を考えた時，糖尿病治療薬の費用や糖尿病に伴う腎透析や網膜障害などの合併症の医療費は，当然「糖尿病の医療費」に含まれるだろう．一方で，糖尿病患者が風邪を引いた時の医療費は，おそらく除外される．ではグレーゾーンとして，「糖尿病患者の心筋梗塞の医療費」「糖尿病患者の骨粗鬆症の医療費」など，因果関係がはっきりしないものはどうなるか？このような費用は，標準治療を仮定した場合は除外される．一方で，「糖尿病患者のレセプト」から推計した場合は，あいまいなものも含めてすべて算入されることになる．手法によってコストが変わるので，注意が必要である．

第7章

効果のはかり方（1）

　効果いわゆるアウトカムの測定は，費用の測定とともに費用対効果評価の根幹をなすものである．「効き目」がないもの，すなわち効果のエビデンスがないものに対して，費用対効果の評価を行っても仕方がない（むしろ，評価自体ができない）．介入が有効であることを示して初めて，その先の「効き目がオカネに見合っているか」の評価ができる．

7-1 | 効果の分類法その（1）―真のアウトカム・代理のアウトカム

　効果の分類法としてまず上げられるのが，真（true）のアウトカム・代理（surrogate）のアウトカムである．アウトカムをエンドポイントとも称する．

　真のアウトカムは，死亡や生存年数・心筋梗塞の発症など，臨床的に意味があって，なおかつ「実感」可能であるアウトカムを指す．一方で代理のアウトカムは，血圧やコレステロール値などの臨床検査値に代表されるような，測定しないとわからないアウトカムを指す．

　真のアウトカムの改善，例えば長生き（すなわち，生存年数の延長）や心筋梗塞の発症回避は，「うれしさ」が目に見えてわかる．一方で，血圧値の改善など代理のアウトカムの改善は，医師に褒められて？初めて認識できる．血圧値ならばある程度の高低を体感できるかもしれないが，コレステロール値や肝臓の AST/ALT 値ともなれば，測定しない限り本人が体感できる場面はないだろう．

　代理のアウトカムの改善は，医師から褒められるのが目標ではない．臨床検査値の改善そのものには意味がなく，臨床検査値の改善を通して，心血管イベントのリスクが下がること，ひいては生存年数を延ばせることなど，真のアウトカムの改善につながって初めて意味をもつ．代理のアウトカムを使って臨床研究を行う場合は，真のアウトカムとの関連性を示すことが重要である．「関連性を示す」は単に「血圧が改善すれば，動脈硬化のリスクが下がり，心筋梗塞の可能性も減って，長生きできる」のような定性的な議論ではなく，「血圧が○○ mmHg 以上の人と

正常血圧の人とを比較すると，5年間の心筋梗塞の発症確率がa%からb%に下がる」のような定量的な評価が望ましい．

結果の解釈は，真のアウトカムのほうが容易である．費用対効果評価のアウトカムとしても，「降圧目標達成者1人増加あたり40万円」のような代理のアウトカムでICERを求めたところで，解釈が非常に難しくなる．だとすれば，「臨床研究を行うならば真のアウトカムで！」と決めてしまえば楽になりそうだが，少し問題がある．

例えば，30〜40歳代の軽度高血圧患者への治療を考えよう．心筋梗塞や生存年数など，真のアウトカムを評価するためには，ある程度の人数がイベントを起こすまで追跡する必要がある．生存年数をものさしにするならば，大多数が亡くなるまで追跡せねばならないが，超長期にわたる臨床試験を実施するのは，やや非現実的である．

一方で，血圧値のような代理のアウトカムで評価する場合は，少なくとも血圧治療である以上，数か月間で降圧効果は得られるだろう．測定しなければ実感できない反面，測定「さえすれば」結果が出せることは，代理のアウトカムのメリットでもある．

7-2 効果の分類法その (2) —プライマリアウトカム・セカンダリアウトカム

先ほどの真のアウトカム・代理のアウトカムと間違いやすい概念が，ここで紹介するプライマリ・セカンダリアウトカムである．

あるアウトカムが真か代理かは，どのような臨床研究でも一定である．生存年数は常に真のアウトカムであるし，血圧やコレステロールの値は常に代理のアウトカムに分類される．一方，プライマリかセカンダリかは，「その臨床試験の中でもっとも重要なアウトカムはなにか？」で決まる．高血圧の患者の延命効果を主に評価する臨床試験であれば，生存年数がプライマリアウトカムになる．一方で，降圧効果を主に評価する臨床試験ならば，血圧値がプライマリアウトカムとなる．

1つの臨床試験で，1つのアウトカムしか測定しないことはむしろまれである．大規模な臨床試験であれば，評価項目が2桁に及ぶことも多い．しかし，すべての評価項目をプライマリアウトカムに設定して，差が出たもののみに着目して議論することは望ましくない．プライマリアウトカムの数はできるだけ少なく絞り込み，なおかつ分析実施前に決めることが原則である．結果が出た後に，「後出しじゃんけん」で差がついた項目をプライマリアウトカムに設定することは御法度である．

7-3 信頼性の基準—研究デザインとエビデンスレベル

「効果」を見る際に，理解しておくべきは「効果」がどのような試験で示されているか，その

第 7 章　効果のはかり方 (1)　**47**

試験の「信頼性」すなわち研究デザインの考え方である.

　薬を飲むのは，病気を治すためである.　人への作用が強い分，効く薬と効かない薬をしっかり区別する必要がある.　だからこそ，人への効き目を「示す」ために，手間のかかる臨床試験が行われているのである.

　体の調子を整えるという意味では，健康食品やその他の健康法も，薬に近い側面をもつ.　健康食品や健康法でも，人目をひきそうな「実験」データが示されていることもある.

　薬の効果を示す「実験」と，健康法の効果を宣伝する「実験」.　同じ実験でも，何となく信頼性は違うだろう.　信頼性の強弱に大きく関わるのが，臨床研究の組み方，すなわち「研究デザイン」である.

　「ある健康法を試してみた.　少しやせた.　だから，この健康法でやせられる！」…「使った，治った，効いた」の，「三た論法」と呼ばれる手法だ.　健康食品などの宣伝広告では，未だによく見かける手法でもある.「三た論法の実験」と「医薬品の臨床試験」，前者になんとなく漂う「胡散臭さ」「怪しさ」を浮き彫りにするのが，研究デザインの議論なのである.

▌7-3-1　症例報告

　多くの「三た論法」ベースの広告は，「健康食品を食べて，やせた人がいた」ことを強調する.　この広告のように，「ある介入（健康食品）を行ったら，やせた人が 1 人いた」というスタイルの研究を，症例報告（case report）と呼ぶ.

　「症例」という言葉を使っているものの，病気にかかっていることは必須ではない.「やせた」「やせなかった」「病気になった」「病気にならなかった」…どのような結果であれ，何らかの介入とアウトカムがセットになっていれば，症例報告と呼べる.

　「健康食品を食べて，やせた人が 1 人いた.」これだけをもって，「健康食品でやせられる」と言えるだろうか？最初に気になるのは，やはり個人差である.　この人はやせたとしても，次の人は太ったかもしれない.　その次の人は？…

　広告の片隅に「※これは個人的な経験です」とよく注釈があるように，症例報告は 1 例しかない以上，個人差の影響は考慮できない.

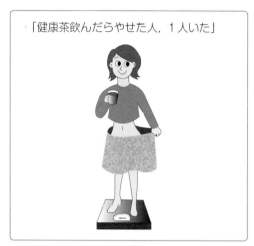

図 7-1　症例報告

7-3-2　症例集積

　1 例だけなのが問題であるならば，何人か連れてきたらどうだろうか？
　「健康食品を食べた人を 10 人連れてきた．4 人はやせて，4 人は変わらず，2 人はむしろ太った．」
　このように，症例報告を蓄積したものを症例集積（case series）と呼ぶ．1 例報告と比較して，個人差の影響が薄まる分，研究の信頼性は少し上がる．
　ここで重要なのは，やせたのは健康食品の「おかげ」なのか？という問題である．健康食品を食べる人は，健康に「それなりに」気をつかっている人である．だとすれば，他の食事に気をつけているかもしれないし，毎日ジョギングをしているかもしれない．あるいは，そもそも自然にやせることもあり得る．
　「やせた」という結果（アウトカム）が，健康食品のおかげなのか，それとも他の食事や運動のおかげなのか，症例集積では断定は難しい．食事や運動のように，今評価したい介入（健康食品）以外に「やせる・やせない」という結果を左右しうる因子のことを交絡因子（confounding factor）と呼ぶ．交絡因子の影響は，症例集積では調整することができない．
　健康食品の「おかげ」でやせたことを示すためには，「健康食品を食べなかった人はやせなかったけれど，食べた人はやせた」のように，介入をしなかった人と比べる必要がある．生物実験でマウスに生理食塩水を注射するのと同様，対照群（コントロール群，control）をおく必要がある．
　この後紹介する研究は，対照群と介入群とを比べるスタイルをとる．

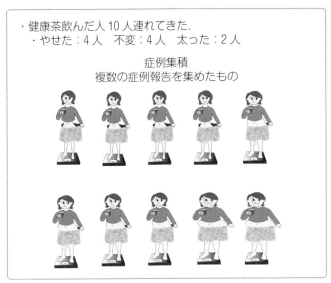

図 7-2　症例集積

7-3-3　コホート研究

　健康食品の効き目を示すためには，健康食品を食べた人（介入群）だけでなく，食べなかった人（対照群）も調査する必要がありそうだ．対照群をどのように設定するかによって，研究デザインは変わる．最初に紹介するのは，コホート研究（cohort study）と呼ばれる手法である．

　コホート研究では，健康食品を食べる・食べないはとくに規定せず，ともかく何人かに協力を依頼する．例えば50人に協力を依頼し，健康食品を含めた生活習慣を記録してもらったとしよう．

　一定期間調査をした後，体重を測定する．この際には記録したデータに基づいて，健康食品を食べた人と食べなかった人に分けて評価する．50人のうち，健康食品を食べた人は10人，食べなかった人は40人だった．食べた10人中では8人がやせて，食べなかった40人中では15人がやせた…のようにデータを集積する．

　コホート研究のポイントは，健康食品を食べるか否かを，調査の参加者が自由に決められることにある．自由に決められる以上，症例集積と同様に交絡因子（「健康食品を食べる人はよく運動している」など）の問題は残る．それでも，対照群が設定できる分，結果の信頼性はやや高くなる．

　「コホート」は，もともと「兵隊の集まり」や「群れ」を指す言葉である．通常の研究では，ある地域に住んでいる人や，ある病院に通っている人などをひとまとめの「コホート」として評価をする．食事や運動・喫煙などの生活習慣が病気の発症に及ぼす影響を評価する際には，このコホート研究が多く用いられる．

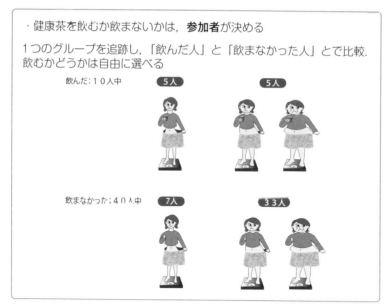

図7-3 コホート研究（要因対照研究）

7-3-4 比較臨床試験 CCT

コホート研究では，研究に参加した人が健康食品を食べるかどうかを自由に選ぶことができた．すなわち，介入群になるか対照群になるかは，参加者自身が決めていた．

他の因子の影響を最小化して，健康食品の「おかげ」でやせたことを強調するためには，介入群と対照群の間で背景（運動習慣や食事など）の差を小さくする必要がある．研究実施者が健康食品を食べる・食べないを決定する形にすれば，背景の差をより小さくできる．これが比較臨床試験（controlled clinical trial：CCT）である．

CCTでは，1人1人の参加者を介入群・対照群のどちらに組み込むかを研究実施者が決める．この作業を割付（allocation）と呼ぶ．なおCCTは，次のランダム化比較試験と対比する意味で「非ランダム化比較試験」と呼ばれることもある．

表7-1 比較臨床試験（CCT）

- 健康茶を飲むか飲まないかは，**研究者**が決める
- 「健康茶飲む群」と「健康茶飲まない群」に，参加者をグループ分け→**割付**
  - 研究者が自由に決められると，どうなる？
    - 「胡散臭い」メーカーが割り付けた場合
    - 「非常に熱心な」医師が割り付けた場合

▐ 7-3-5　ランダム化比較試験

CCT まで進むと，研究の信頼性はずいぶん高まる．しかし，研究実施者が好き勝手に割付できてしまうと，さまざまなバイアスが生じる危険がある．

あくどい研究者であれば，言いつけをよく守る「やせてくれそうな」人は健康食品群に割付ける．一方，話をほとんど聴いておらず，説明の間にもお菓子をずっとつまんでいる「やせなさそうな」人は対照群に割付ける．すると，健康食品に全く効果がなくても，「介入群の人の方が多くやせられた」という結果を導けてしまう．

逆のパターンもあり得る．非常に熱心な臨床医が，新薬の臨床試験に参加した．最初にやってきたのは重症の患者だった．重症なので，プラセボは渡せないと考えて，新薬を使った．次にやってきたやや軽症の患者には，「大丈夫」と思ってプラセボで治療した…．このような状況であれば，重症の人が介入群，軽症の人が対照群に偏りがちになるため，薬の効果はむしろ薄められる．研究実施者の恣意的な割付を許してしまうと，効果を強くする・弱くするのいずれの方向にもバイアスが生じ得る．

ランダム化比較試験（randomized controlled trial：RCT）は，この問題を最小化できる研究デザインである．

RCT は，比較臨床試験の特殊な例とも考えられる．具体的には，研究対象の人（例えば，ある病気にかかっている人）の中から研究参加者を選ぶ抽出（sampling）と，抽出した参加者を介入群と対照群とに分ける割付をランダムに実施することが条件に加わる．

割付をランダムに行うのは，恣意的な割付によるバイアスを避けるためである．一方，抽出をランダムに行うのは，代表性を確保する目的がある．「高血圧のすべての患者を対象にしていながら，研究に参加したのは 40 代の男性だけだった…」などが代表性が保たれていない例で，こちらもバイアスが生じる．

ところで，実際にランダム割付を行うにはどうすればよいだろうか？「ランダム」という言葉から，サイコロやコイン，あるいは乱数表を使えばよいと誤解されることも多い．しかし，通常の RCT では，このような方法はとらない．

サイコロやコイン・乱数表の欠点は，どちらかの群に被験者が偏ってしまう可能性が残ることである．例えばコインを 10 回投げた時，表裏がぴったり 5 回ずつになる可能性は 25 ％程度にとどまる．一方，（8 回，2 回），（9 回，1 回），（10 回，0 回）のいずれかになる可能性は 11 ％程度である．臨床試験では，効果を示すために必要な被験者の人数をあらかじめ計算して設定する．被験者の数が群間で偏ってしまうと，十分に効果を示せなくなることがある．通常の RCT では，両群の参加者数が偏らず，かつランダムな割付ができる方法を用いる．ラテン方格法などがよく使われる手法である．

単一の研究では，RCT がもっとも信頼性の高い研究手法である．

表7-2　ランダム化比較試験（RCT）

・比較臨床試験の，より厳格なバージョン
・薬の臨床試験は，多くがこれ
・以下の2つを，「ランダムに」実施
　・患者集団から，試験参加者を募る
　　・抽出（サンプリング）
　　・ランダムでないと，**代表性**の問題
　・募った被験者を，2つの群に分ける
　　・割付（アロケーション）
　　・ランダムでないと，**恣意性**の問題

7-3-6　盲検化？二重盲検？

　バイアスの可能性は，RCTでもまだまだ残る．とくに重要なのが，「介入群と対照群，どちらに割り付けられたかがわかる」ことによるバイアスである．

　試験参加者の立場では，自分が飲んでいるのがプラセボとわかっていたら，意気消沈して効果が低くなるだろう．特に痛みや満足度など，主観的なものさしで評価していた場合，この傾向は強く出る．あるいは健康食品の臨床試験で，健康食品を食べる群に割り付けられた参加者は，いつもより一所懸命やせる努力をするかもしれない．

　治療をする医師も，プラセボか実薬かを知っていたら，効果の判定に影響が出る恐れがある．バイアスを防ぐために，介入群・対照群どちらに割り付けられたかを患者や医師にわからなくさせることを盲検化（ブラインド化）と呼ぶ．盲検化のために，例えばプラセボを臨床試験で使う場合も，実薬と区別がつかないように精巧に似せてつくる．医薬品の臨床試験でよく行われるのは，患者も医師も割付先がわからないように盲検化したRCT，すなわち二重盲検RCT（ダブルブラインドRCT，db-RCT）である．

　健康食品でこれを行おうとすれば，味や色などは全く本物と区別がつかない「プラセボの健康食品」をつくったうえで，参加者をランダムに2群に分け，一方の群には目的の健康食品を，他方にはプラセボを食べてもらって，一定期間後に比較をする…という流れに理論上はなる．健康食品領域でこのようなレベルの高い臨床試験は，国内外を問わず非常に数少ないのが現状である．

　なお，「盲検化しなければRCTでない」「二重盲検試験でなければRCTでない」のように誤解されることもあるが，RCTの条件はあくまで割付（と抽出）をランダムに行うことであり，盲検化しなくてもRCTは成立する．例えば外科手術と薬物治療の比較をするときに，患者や医者の盲検化は非常に難しくなる[1]．あるいは，市販後の臨床試験で新薬と他の標準治療を比較をする時なども，標準治療が多岐にわたる場合は盲検化が難しい．このような場合は，盲検化せずにRCTを行うこととなる（open RCTと呼ぶ）．

---

[1] 理論的には，「外科手術＋プラセボ服用」と「プラセボ手術（すなわち，切開するが何もせずに縫い直す）＋実薬服用」の比較を設定すれば，患者側への盲検化は可能である．しかし患者への負担の大きい手術をプラセボとして行うことは倫理的な問題が極めて大きく，現実的ではない．

盲検化なしの open 試験の場合，医師や患者はどちらの群に割付られたかわかってしまうが，アウトカムを評価する人（例えば，画像診断を行う専門医）に対して盲検化を行えば，ある程度バイアスの可能性を小さくできる．このような試験を PROBE（prospective randomized open blinded endpoint）法と呼ぶ．"open-blinded" ではなく，"open" 試験であるがエンドポイント評価者に対しては盲検化する "blinded-endpoint" と解釈する．

7-3-7　症例対照研究

症例対照研究（case-control study）は，今までのものとは少し異なる研究手法である．

まず，「対照」の意味が変わる．コホート研究や RCT では，「対照群」は介入を行わない群のことを指した．一方，症例対照研究の「対照群」は，イベントが起こらなかった群，健康食品の例であれば「やせなかった人」を指す．

表 7-3　単盲検から四重盲検まで…

	誰が知らない？
単盲検	患者
二重盲検	患者＋医者
三重盲検	患者＋医者＋アウトカムの評価者
四重盲検	患者＋医者＋アウトカム評価者＋データ解析者

やせたかやせていないかの結果を，健康食品を食べる前に判定することは不可能である．そこで症例対照研究は，今やせている人を「症例」，やせていない人を「対照」にとって，「今まで 1 年間に健康食品を食べていましたか？」と質問する．現在の状況で分類して，過去の経験（健康食品を食べていたかどうか）をさかのぼって尋ねるので，「後向き研究」と呼ばれる．これに対して RCT のような将来のアウトカムで比較するものは，「前向き研究」と呼ばれる．

症例対照研究は，非常に発症率の低い病気の原因を探索したり，まれな副作用の評価をする際に有効である．例えば 10 万人に 1 人しか発症しない病気に，ある化学物質の関与が疑われているとしよう．こんな状況で，「100 万人を 50 万人ずつに分けて，一方には化学物質を投与させ…」のような RCT はあらゆる意味で非現実的である．金銭的時間的問題だけでなく，無用に被験者を危険にさらす意味で，倫理的にも許されない試験である．症例対照研究であれば，すでに病気を発症している人を集めたうえで，背景が似通っていて病気でない人を集めてくれば，比較的簡便に評価ができる．安全性や薬害の評価には，症例対照研究が有用である．

表7-4 いつでも，RCT？？―外的妥当性と内的妥当性―

・「これから30年間，タバコを1日1箱必ず吸ってください」…？？><
　・生活習慣の影響などは，研究者による割付は非現実的
・研究で示された効き目：efficacy（効能）
・実臨床での効き目：effectiveness（効果）

研究の種類	内的妥当性 （研究の質）	外的妥当性 （応用できる？）
コホート研究	低い	高い
RCT	高い	低い

▌7-3-8　メタアナリシス・システマティックレビュー

　「高脂血症の薬で脳卒中を減らせるか？」などの大きなテーマに対して，臨床試験が1つしかないことはまれで，複数の研究が実施されていることがほとんどである．

　例えば20本の研究があって，15本は「効く」，5本は「効かない」の15勝5敗だった時，単純に「貯金10だから『効く』の勝ち」と結論するのはやや乱暴ともいえる．20本の研究の中には，10人に対する試験もあれば，500人に対する試験もあるかも知れない．結果だけを抜き取って「1勝」とカウントするのは，少し無理がある．

　このように複数の研究がある際に，あらかじめ定めたルール（「50例以上のRCTで，40〜65歳の被験者」など）に従って研究の取捨選択を行い，数学的な手法で結論を出すのがメタアナリシス（meta-analysis，メタ分析）である．厳密には意味が少し異なるが，「システマティックレビュー」と呼ばれることもある[2]．

　メタアナリシスによる結果は最も信頼性の高いものだが，ここでもバイアスには注意が必要である．メタアナリシスでよく問題になるのは，出版バイアス（publication bias）である．

　先ほどの「15勝5敗」の例だと，「効く」の15勝と「効かない」の5敗では，必然的に「効く」論文のほうがインパクトが大きいため，論文が通る可能性が高くなるだろう．さらに誰しも，うまく行った時には積極的に話したくなる一方，失敗した時は「できればそっとしておいて…」と考えるものである．もし効かなかった5敗の研究が「なかったことに」されてしまうと，表面上の結果は15勝0敗になってしまう．これが出版バイアスである．

　出版バイアスを防ぐため，臨床試験を行う際には試験開始前の登録を義務づけ，登録されていない臨床試験は雑誌投稿の際に「門前払い」をするシステムが有力雑誌では導入されている．

---

[2] 「システマティックレビュー」は，あらかじめ定めたルールに従って研究を収集し，その結果を記述することで足りる．一方メタアナリシスは，収集してきた研究を統合して1つの結論を出すことまでを含む．あるいは，統合する過程そのものをさす．

7-4 おわりに──エビデンスレベルの他に，考えるべきこと

　質の高い臨床試験（RCT など）は，併用薬や生活習慣などの影響しうる要因（交絡要因）を厳格に規定したうえで実施する．すなわち，「介入を実施するかしないか」以外の要素はできる限り共通化した環境をつくり出す．そのような環境下で効果に差が出たならば，介入との間の因果関係は強いはず…という考え方である．この研究の信頼性あるいは質のことを，内的妥当性（internal validity）と称する．

　ただし「厳格に規定」することは，研究結果を実社会に応用する際のハードルを高くすることにもなる．RCT では，検査の頻度や併用薬，試験中の生活習慣などを揃えることで，介入実施の有無以外の要素の影響をできる限り排除している．しかし，いざその医薬品が世に出た後は，患者が途中で病院に来なくなったり，こっそり別の医療機関を掛けもちしたり，生活習慣のせいでさらに病気が悪化するような事態は容易に起こりうる．研究デザインを厳格にして，内的妥当性を上げるほど，研究結果と実臨床の間のギャップはむしろ大きくなる．後者の研究結果の実臨床への応用可能性を，外的妥当性（external validity）と称する．エビデンスレベルの高い研究は内的妥当性は高いが，どうしても外的妥当性は低くなる．

　逆に，エビデンスレベルの低い研究，例えばコホート研究を考えてみよう．特定の集団に対して，生活習慣を記録しておき，ある生活習慣が特定の疾患の発症へ与える影響を見るのがコホート研究である．生活習慣の影響を見る際に，RCT のような「2 群に分けて一方は飲酒あり・一方は飲酒なし」のような群分けは非現実的である．それゆえ，生活習慣の選択権は参加者に委ねたうえで，影響を将来にわたって評価するコホート研究が用いられる．

　飲酒するかしないかは参加者が決める以上，「飲酒ありの群は喫煙率も高く，運動習慣もない」のような他の要因の影響は排除できず，内的妥当性は低くなる．しかし，生活習慣や疾患発症を記録していること以外は「成り行き任せ」であり，いろいろな制限を加えていないため，研究結果が実世界に応用可能かどうかの外的妥当性はむしろ高くなる．

　このような点を踏まえて，EBM では効能（efficacy）と効果（effectiveness）の用語を使い分けている．前者が研究によって明らかになった「効き目」，後者が実臨床の世界で有用かどうかの「効き目」である．究極的には，効能でなく効果を示すことが目標になりうるが，現実的には「効果」を直接示すことはやや難しくもある．

表 7-5 専門家の意見？（エビデンスレベルの分類）

レベル	内　容
Ⅰ	システマティックレビュー/メタアナリシス
Ⅱ	1つ以上のランダム化比較試験
Ⅲ	非ランダム化比較試験
Ⅳa	分析疫学的研究（コホート研究）
Ⅳb	分析疫学的研究（症例対照研究，横断研究）
Ⅴ	記述的研究（症例報告やケースシリーズ）
Ⅵ	患者データに基づかない，専門委員会や専門家個人の意見

（Minds 版「診療ガイドライン作成の手引き」より）

第**8**章

効果のはかり方（2）

8-1 効果あっての費用対効果？

　第7章では効果のはかり方について，アウトカムの分類とエビデンスレベルの議論をしてきた．費用対効果評価の基本は，費用ではなく効果のほうである．有効性や安全性が示されていないものに関して，お金の議論だけをすることには，ほとんど価値はない．

　費用対効果評価に使えるような「効果」を示そうとする場合には，第7章で議論した「真のアウトカム・代理のアウトカム」「エビデンスレベル」の議論に加えて，費用対効果評価の結果（すなわち ICER の数値）をどのように解釈するかや，不確実性の問題をどのように取り扱うかの問題が絡んでくる．

　真のアウトカム（改善効果を実感できるアウトカム）を採用すれば，分析結果の解釈は容易だが，データをとるのは難しい．軽症の生活習慣病の治療薬について，生命予後への影響を新薬と既存薬で評価するのは，時間もお金も相当かかる．経済評価の場合は QALY を使うのが結果を解釈するうえではもっとも簡単だが，QOL 値まで臨床試験でとっている例は非常に少なく，あちこちからデータを集めてくる必要が出てくるため，不確実性が大きくなる．代理のアウトカム（臨床検査値など，「はかってみないと実感できない」アウトカム）の場合，データは簡単にとれる．しかし，例えば「HbA1c 1％改善あたりの ICER」を算出したところで，その結果の良し悪しは全くわからない．

　解釈のしやすさ（真のアウトカム）とデータの得やすさ（代理のアウトカムが有利）とを天秤にかけることになるが，経済評価の結果を政策決定に用いている諸外国では，前者に重きを置いて，QALY や LY をアウトカムにして経済評価を行うことを推奨する国が多い．英国のように QALY を必須とする国と，フランスやオーストラリアのように QALY を基本としつつ，その他のアウトカムもある程度許容する国とに大別されるが，後者の「基本としつつ…」の国でも提出データの多くは QALY を基本とすることが多い．理由は大きく2つある．

まずは，上にも述べた結果の解釈の困難さである．「HbA1c 1％改善あたりの ICER」に関して，「1％改善あたり 15 万円」のように信頼性の高い（不確実性の小さい）データが得られたところで，費用対効果の良し悪しは判断しづらいし，意思決定に役立てることも難しい．QALY であれば，後ほど述べるようにある程度の絶対的基準（閾値）が提案されているため，絶対的な評価も可能である．そのため，政策決定の場では QALY の方がよく用いられる．

続いて，データを提出する側の事情がある．ある国でデータ提出を求められている医薬品は，多くの場合は他の国でも同じような状況にある．すなわち，オーストラリアのような「QALY でもよい国」だけでなく，英国のような「QALY が必須の国」からもデータ提出を求められていることが通常である．データをつくって提出する企業の側からすれば，提出国ごとに異なるアウトカム指標で分析をし直すよりは，どの国にも QALY をもとに計算したデータを提出する方が手間は小さくなる．ただし，同じ QALY を使ったからといって全く同じデータを各国で使い回せるわけではない．一般的には QOL 値に関しては，その国のデータを優先的に使うことを定めていることが多く，この点に関しては国ごとの考慮が必要になる（費用データに関しては海外データの利用は不可で，国内データが必須なのは言うまでもない）．

表 8-1　医療経済評価の政策応用と QALY

QALY を推奨	英国・アイルランド・ノルウェー・タイ・ニュージーランド・など
QALY や LY など適宜選択	オーストラリア・オランダ・カナダ・スウェーデン・韓国・フランス・米国 AMCP/ACIP など
QALY 以外を推奨	なし

臨床効果に関するデータは，アウトカムに関しては国籍よりもエビデンスレベルの高さが重視される．すなわち，国内の観察研究（コホート研究など）のデータと，海外の RCT では，海外の RCT が優先される．

QALY や LY をものさしにする場合，すべてのデータが 1 つの臨床試験から得られることはまれである．そのため，複数の臨床試験から得られたデータをまとめつつ，モデルを組んで評価をすることになる．モデル分析の手法に関しては，第 9，10，11 章でより詳しく触れる．

8-2 | 何と比べるか？比較対照の設定法

費用対効果評価の大原則は，新たな医療技術と既存のものを「比較した」時に，余計にかかるお金が効き目の改善幅に見合っているかどうかを評価することにある．それゆえ，比較対照がなければ，そもそも分析自体が不可能になる．ここでの比較対照は「無治療」も含まれるため，比較対照が存在しないことは基本的にはあり得ないと考えてよい．

以前は，比較対照を選ぶ際に「直接比較した臨床試験があるかどうか」も重視されていた．し

かし現在では，比較対照のとり方で標準的なのは，「ある介入が登場することによってもっとも『とって代わられる』既存の介入」を選ぶ手法である．この際，「とって代わられる」技術と新しい技術を直接比較した臨床試験の有無は考慮しないことがより一般的になっている．日本の薬価制度では「類似薬効比較方式」で算定された場合，最も類似性が高いと国が判断したものが「最類似薬」とされるが，最類似薬と「もっともとって代わられる薬」が一致するとは限らないため，最類似薬以外のものが比較対照になることも十分にあり得る．

多くの国で，薬を承認する際には無治療やプラセボと比較して見るべきところがあるか（有効性＋安全性＝見るべきところ）を評価する「絶対的有用性」が，給付の可否や価格設定の際には既存の技術に比べて見るべきところがあるかの「相対的・追加的有用性」が重視され「今までの薬より高い値段をつけて欲しければ，（プラセボに対してではなく）今までの薬よりも優れていることを示すべき」という追加的有用性の考え方は，ある意味自然である．

表 8-2　相対的有用性？絶対的有用性？

相対的有用性 （追加的有用性）	今までの薬と比べていいことある？
絶対的有用性	プラセボ・無治療と比べていいことある？

8-3　間接比較をどのように行うか？ネットワークメタアナリシス

プラセボでなく，新しい薬の導入によってもっともとって代わられる比較対照との間で，相対的有用性を示す…これが理想の状態だが，「もっともとって代わられる既存薬」と新薬とを直接比較する臨床試験はなかなか困難である．直接比較の臨床試験がなければ，何らかの手段で間接比較を実施することになる．もっとも単純な間接比較は，「プラセボ対 A の試験」「プラセボ対 B の試験」の結果から，A および B のデータのみを抽出して，比較を行うことである．しかし，「プラセボ対 A の試験」と「プラセボ対 B の試験」とで，同じはずのプラセボ群の有効率が大きく異なることもありうる．そのため，「いいとこどり」をした比較はやや危険でもある．この問題点を緩和する方法として提案されているのが，ネットワークメタアナリシスである．

これまでのメタアナリシスは，「同じテーマの研究が複数あるときに，研究結果を数学的手法によって統合することで，1 つの結論を出すこと」と理解されてきた．言わば，薬 A と薬 B を比較した臨床試験が 15 本ある時に，15 の結果を統合して最終的に結果を出すのがメタアナリシスであった．

ネットワークメタアナリシスは，この考え方をさらに拡張させたものである．ある疾患に対してプラセボ・薬 A・薬 B・薬 C の 4 つの選択肢があり，「プラセボと薬 A・B・C との間には何本か臨床試験がある．しかし，薬 A-C 相互間を直接比較した臨床試験はない」ような状況を考える．このような状況で，4 つの選択肢が絡む臨床試験をすべて統合し，仮想的に「薬 A vs 薬

B」「薬 B vs 薬 C」のような比較を行うのがネットワークメタアナリシスである．もちろん，直接比較の臨床試験と比べて不確実性は大きくなるが，生活習慣病のように同種の薬が数多く出ている状況下で，「プラセボや数世代前の薬よりも効いた」のようなエビデンスがあっても，臨床的な価値は小さい．薬の真の価値を明らかにする意味で，このような研究の重要性は増していくと考える．

表 8-3　通常のメタアナリシス vs ネットワークメタアナリシス

通常の メタアナリシス	薬 A vs 薬 B の比較研究が 15 本統合した結果はどうなる？
ネットワーク メタアナリシス	プラセボ vs 薬 A：10 研究 プラセボ vs 薬 B：5 研究 プラセボ vs 薬 C：2 研究 薬 A vs 薬 B：2 研究 4 種の薬のすべての組合せで相互比較したら，どうなる？

8-4 観察研究からデータを「ひねり出す」

　新薬と既存薬でやはり直接比較の臨床試験が存在しない時に，既存の患者コホートのデータベースなどを用いて比較を行うことは次善の策として考えられる．しかし，単純に比較を行うと，新薬群には「既存薬が効かないから新薬を使った（すなわち，症状が重い）」人が多く含まれることが予想され，同じ土俵での比較がやや難しくなる．この問題点を解消するために，新薬・既存薬それぞれの使用者の中で重症度が類似している人をマッチングして，患者背景を揃えたうえで比較する研究が増えている．同じマッチングでも，「現在の重症度でマッチングして，将来にわたって効果を検証する」スタイルであればやはり費用と時間がかかるが，例えば 10 年分のデータが蓄積されているデータベースをもとに，「5 年前の重症度」でマッチングをしたうえで現在までのデータを比較すれば，現有のデータのみで仮想的に 5 年間の前向きの比較が可能になる．このような研究を，狭義の比較効果研究（comparative effectiveness research：CER）と呼ぶ．直接のエビデンスがもっとも効果値であることは疑いないが，現実的な手法として，多くの領域で研究が進められている．

8-5 QOL と PRO

　医薬品の価値をはかるものさし・アウトカム指標（outcome measure）として，生命予後・生存年数だけでなく，生活の質（quality of life：QOL）関連の指標も重要度を増している．

　WHO が健康を「完全な肉体的・精神的および社会的福祉の状態であり，単に疾病または病弱の存在しないことではない」と定義しているように，生活の質＝QOL もさまざまな側面をも

つ. 痛みや症状のような「身体面」だけでなく，活動性などの「役割・機能面」，さらには社会的・心理的側面など，さまざまな側面が重なり合いつつ「QOL」という概念を構成している.

雲をつかむような QOL の概念をより単純に表現するために，患者の主観を重視する意味で，「患者報告アウトカム（patient-reported outcome：PRO）」という用語が提案された.

PRO は，FDA（2009）が発表した業界向け指針では，"any report of the status of a patient's health condition that comes directly from the patient, without interpretation of the patient's response by a clinician or anyone else（患者の回答について，臨床医や他の誰の解釈も介さず，患者から直接得られる患者の健康状態に関するすべての報告である）" と定義される. この指針の中で FDA は，「適切にデザインされた研究で明確に定義された信頼性の高い PRO 尺度」で測定された結果は，医薬品の承認にも使えることを明示している. 臨床検査値のような「客観的アウトカム」だけでなく，患者の主観的なアウトカムも効き目のものさしとして使用可能であることを示した意味で，この指針の意義は大きい.

薬として承認された後に公的医療制度での給付の可否や給付価格を考慮する際にも，QOL/PRO 尺度が重要な役割を果たす.

8-6 QALY の役割

アウトカム指標を選択する際，例えば降圧剤の評価をしたい時，血圧値そのものや降圧目標達成者数，冠動脈疾患の発症数など疾患特異的アウトカム指標をとれば，データは揃いやすい. ただし，他の領域の薬，例えば抗がん剤や糖尿病治療薬との相互比較は不可能である. また，分析からの増分費用効果比 ICER（incremental cost-effectiveness ratio）は「降圧目標達成者 1 人増加あたり 5 万円」「冠動脈疾患 1 例減少あたり 100 万円」のような形となるが，結果の解釈すなわち「そもそも費用対効果は良いのか悪いのか？」という価値判断を下すことも難しくなる.

生存年数をものさしにすれば，さまざまな領域の介入を同じ基準で比較できる. しかし認知症や関節リウマチなどの疾患は，生命予後への影響よりも生きている間の QOL への影響が大きい. ところが，生存年数をものさしにしている限り，QOL への疾患の影響や，治療薬による QOL 改善効果は無視されてしまう.

そこで，単純な生存年数（life year）ではなく，生存年数に完全な健康＝1，死亡＝0 の QOL 値（QOL score, utility score, 効用値）で重みづけしたのが QALY（quality adjusted life year）である.

QALY と LY との関係を，改めて図 8-1 に示した. 点 A で疾患にかかり，点 B で介入を選択する. 無治療では点 C，既存薬では点 D，新薬では点 E で死亡する. この時評価したい「新薬と既存薬の効果の差」は，QALY ではかった場合は DBE で囲まれた曲線の面積，LY ではかった場合は DE を底辺とする長方形の面積となる.「寿命の延長効果」だけでなく，「生きている間の QOL の改善効果」も評価できるのが，QALY のメリットである.

幅広い領域の介入を，ある程度横断的に比べることができる…これが QALY の大きな特徴である．「ある程度」が肝で，医療経済の研究者とて，医薬品の多面的な価値を QALY ですべて測定できるなどとは考えていない．あくまで，「現在利用可能な効き目のものさしの中では，もっとも使い勝手が良いものが QALY」…という考え方である．

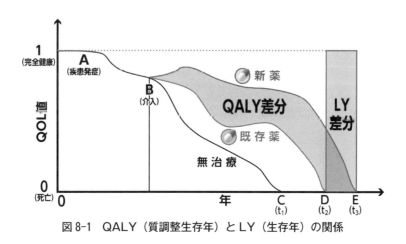

図 8-1 QALY（質調整生存年）と LY（生存年）の関係

第 7 章でも述べたとおり，質調整生存年 QALY のメリットは，疾患あるいは介入の生命予後への影響（mortality）と，生活の質への影響（morbidity）の双方をある程度加味した評価ができることにある．異なる疾患領域の薬を「ある程度」比較できることから，複数の国で，QALY を使った評価が採用されている．ただしすべての国で QALY が必須なわけではなく，英国やニュージーランド・タイなど，QALY を使った評価を「必須」とする国と，オーストラリアやカナダ・フランスのように QALY や LY など種々のアウトカムから適切なものを選ぶ国がある．

8-7 QALY の閾値とは？

どのような効果指標を使う場合でも，ICER 値は小さければ小さいほど「費用対効果に優れる」と述べた．これは「1,000 万円/1 人救命増加よりは 200 万円/1 人救命増加のほうが，より費用対効果に優れる」という相対評価だが，QALY を使った費用効用分析の場合は，「費用対効果が良い」「費用対効果が悪い」のような絶対的な評価もある程度可能である．1 QALY 獲得あたりの ICER は明確な基準ではないものの，英国では 2 万〜3 万ポンド程度，米国では 5 万〜10 万ドル程度，日本では 500 万〜600 万円程度までであれば「費用対効果に優れる」とされる．この値を「閾値（threshold）」と呼ぶ．

1 QALY あたりの価値の上限，すなわち閾値の算出法としては，以下の 4 つが代表的である．
1) 生命の維持に不可欠な治療のコストを当てはめる手法
「その治療をし続けないと死んでしまう」ような生命維持に不可欠であり，なおかつ広く使用

が認められている治療の年間コストを,「1年あたりの価値」とみなす手法である. 具体的には, 人工透析の年間コストが用いられた例がある. 米国の当初の閾値 50,000 ドル/QALY は, この方法で推計された. ただし,「透析を続けないと生きられない患者」の QOL 値が, ピンピンな人と同じ 1.0 であることはありえず,「透析患者の 1 年」は 1 QALY よりは若干目減りする. それゆえ, 年間治療コストをそのまま 1 QALY の価値とみなすことは, やや問題があると考えられる.

2) 1人が健康に 1 年間過ごせれば, その分の付加価値を生み出せると仮定し, 1 人あたりの GDP を当てはめる手法

　元気に 1 年過ごせる人は, 元気に 1 年間働くことができて, それによって価値を生み出せるはず…と考えるやり方である. 一般的には, その国の 1 人あたりの GDP を用いることが多く, 途上国での費用対効果評価の際にはよく用いられる.

　1 人あたり GDP の数値をそのまま (1 倍) 用いる場合と, 何倍かして用いる場合とがある. WHO は, 1 人あたり GDP の 3 倍を基準として用いることを提案しているが,「なぜ (2 倍でも 4 倍でもなく) 3 倍なのか」については理論的な説明はなく, とくに先進国での評価にそのまま用いるのは危険とも言える.

3) 健康に 1 年間過ごすことに対する支払意思 (willingness-to-pay) を測定する手法

　日常的に販売されている商品であれば, その価格からある程度価値を見積もることができる. しかし「元気に 1 年間過ごすこと (+1 QALY)」なる商品は, ゲームや小説の中ではあり得ても, 実社会で売り出されることはまずない. このようなモノに対して金銭化を試みる手法が, 支払意思法 (WTP) である.

　単純化すると,「あなたはこのままだとすぐに死んでしまいます. ただし, この魔法の薬を飲むと, 1 年間だけ元気に過ごすことができます. この薬, いくらだったら買いますか?」のような質問を行う. もちろん, そのまま質問してもなかなか回答が得られないので, 例えば「100 万円だったら買いますか?」とまず聞いたうえで,「買う」なら 200 万円に引き上げ,「買わない」なら 50 万円に引き下げて再質問するような手法 (二項選択法) が取られる. この調査から示唆された数値が, 1 QALY あたり 500 万~600 万円程度という日本の閾値である.

4) 健康に対する投資額と得られた価値から機会費用を算出し, ある介入に医療資源を投下することによって失われた健康価値を測定する手法

　やや専門的な手法になるが,「効き目に見合わず高額な薬」にお金を投じることで, 他の介入にしわ寄せが行き, より安価な薬にお金が回らなくなり, 安価な薬で救われたはずの人が救われなくなる…という発想に基づいて計算する手法である.

　上で述べた「救われたはずなのに助からなかった人」の健康面での損失を, 機会損失と呼ぶ. その介入を実施することで助かる命と,「しわ寄せ」の影響で助からなくなった命の価値を勘案して, 支払える上限値を定める手法である. 一般的にこの手法で求めた閾値は, 1)~3) よりもかなり低めの数値になる.

8-8 閾値の運用法

　教科書的には，「ICER を算出」→「閾値と大小比較」→「費用対効果の良し悪しを確定」の流れは必ず触れることになる．それゆえ，費用対効果の評価を導入することとあらかじめ閾値を設定することとがいつの間にか同一視されて，「費用対効果の評価には閾値の設定が不可欠である」のような誤解が一部に生じている．

　しかし，現時点で費用対効果の閾値を明示している国は，むしろ少数派である．10 か国の 12 の HTA（health technology assessment, 医療技術評価）機関のシステムをまとめたシュバッサーら（2015）の研究では，閾値を明示している機関は英国 NICE（National Institute for Health and Care Excellence）・タイ HITAP の 2 機関にとどまっている．このうちタイ HITAP の「閾値」は，設立当初は 1 人あたり GDP の 3 倍だったのが，実際の運用開始後には GDP の 1 倍に引き下げられた．さらに近年は GNI（国民総所得）の 1.2 倍に変更されており，やや流動的である．GDP・GNI などの経済指標の伸び率も先進諸国に比して高いため，流動性はさらに高くなる．

　さて，本丸の英国 NICE である．2013 年に更新された現行のガイドラインでは，表 8-4 に示すように 2 万～3 万ポンドが一応の「基準」と設定されている．このガイドラインで，ICER の基準に言及する章（6.3 章　意思決定）の冒頭で「特定の介入の ICER として，費用対効果に優れる・劣るが自動的に定まるような上限値は設けない」としており，公式には「閾値（threshold）」の表現は使われていない．2 万～3 万ポンドは，あくまで「推奨の可否に影響を及ぼしうる基準」とされているが，慣用に従ってここでは閾値と表現しよう．

表 8-4　英国 NICE ガイドラインの記述

1QALY あたりの ICER が…	
2 万ポンド以下	原則として推奨（recommend）
2 万～3 万ポンド	費用対効果以外の要素を考えて（appraisal），見るべき所あれば OK
3 万ポンド以上	appraisal で強い理由あれば OK（代表的「見るべき所」：end-of-life）

「2 万～3 万ポンドでガチガチに切る」わけじゃない

　まず「2 万～3 万ポンド」の数値そのものに関してだが，NICE 設立当初からこの数値が何らかの手法で確定されていたわけではない．やや古い文献になるが，Towse らが 2002 年に出版した書籍の中で，「NICE 自身が，単一の閾値を設定してはいないこと」を紹介しつつ，NICE 設立時から 2002 年 5 月までに NICE が評価を下した 40 件を総合して，2 万ポンド以下ならば許容・2 万～3 万ポンドならば制限的・3 万ポンド以上なら通常は拒否という基準を「推定」している．

　多くの HTA 機関，例えばフランスの HAS やオーストラリアの PBAC などは，現在に至るま

で明確な閾値を設定していない．むしろ HAS・PBAC ともに，「（他の要素を含めて総合的に判断するために）費用対効果に関して閾値は設定しない」ことを逆に明示している．Towse らの研究と同様に，評価結果を一定期間蓄積したうえで，後ろ向きにおおよその「閾値」を推定することが一般的である．「あらかじめ閾値を明確にしておくこと」は，「費用対効果を政策応用する」ために必須ではなく，むしろまれなケースと言える．

Column　QOL 値の測定法

QOL 値の測定法は，直接法と間接法とに大別される．

直接法はその名のとおり，ある健康状態の QOL 値を直接はかる方法である．もっとも単純なのは，温度計のような 0 から 100 までのスケールを用意して，該当するところにチェックしてもらう手法（rating scale, visual analogue scale）である．しかし，この方式だと 0 点（死亡）や 100 点（完全な健康）の近くにつける人は少なくなり，中央付近（0.4～0.8）にスコアが集中する欠点がある．そのため，一般的には使われていない．

直接法としてよく使われるのは，time trade off 法（TTO 法，時間得失法）や standard gamble 法（SG 法，基準的賭け法）である．TTO 法は，「寝たきりで 10 年生きる」ことと，「ピンピンで○年生きる」こととで，どちらがより好ましいかを「○年」を変化させつつ測定する．○年＝10 年ならばみなピンピンを選択するが，○年＝1 年だとむしろ「寝たきり 10 年」を選ぶ人が多くなる可能性がある．ある人が○年＝4 年で「どっちもどっち」と回答したら，QOL 値は 4/10＝0.4 と算出する．SG 法の場合は，「このまま寝たきりで 10 年過ごすか，成功率△％の不思議な手術を受けるか？」の選択を行う．不思議手術は，成功すればピンピンで同じ期間過ごせるが，失敗すればすぐに死んでしまう手術である．TTO 法と同様に，「成功率△％」を変化させ，「どっちもどっち」となったところの成功確率を QOL 値とする．

TTO 法や SG 法のように「直接」はかる手法は，所要時間や負担などを考えるとやや難しいこともある．そのため，より回答しやすい質問票をつくったうえで，その質問票と QOL 値との換算表を使って QOL 値を求める間接法がよく使われる．

間接法のうち，英国の HTA 機関・NICE においてもっとも汎用されており，多くの他の HTA 機関でも推奨されているのが，欧州の研究組織・EuroQOL グループで開発された EQ-5D（Euro-QOL 5 Dimension）という 5 項目の質問票である．EQ-5D-3L は，「移動の程度」「身の回りの管理」「ふだんの活動」「痛みや不快感」「不安やふさぎ込み」の 5 項目について，「全く問題ない・いくらか問題あり・全くできない」の 3 水準（3 level）で評価する質問票である．3 水準だと軽微な変化に対応しづらいことも多いため，項目はそのままにして「問題ない・少し問題あり・いくらか問題あり・かなり問題あり・全くで

きない」の 5 水準に改訂した EQ-5D-5L も提案されている．日本人への研究によって作成された公式の換算表（タリフ）が公表済みであり，ガイドライン案の求める「国内データに基づき開発されたスコアリングアルゴリズムを使用する」という基準も満たしている．現段階で国内データを使用した換算表があるのは，EQ-5D-3L，EQ-5D-5L の他，SF-6D と呼ばれる質問票である．

第9章

モデルを使った分析手法（1）

9-1 なぜ，モデル分析が必要か？

　経済評価に必要なデータが，あらかじめすべて揃っていることはまずない．

　「費用」と「効果」のデータそれぞれを考えた時，臨床効果のデータは多くの場合臨床試験から得られる．

　薬の開発プロセスを「承認」と「保険適用」に分けた時，費用対効果のデータが主に使われるのは後者のプロセスである．例えば生活習慣病の薬を考えた時，承認，すなわち新しい化合物が医薬品として認められるためには，代理のアウトカム（臨床検査値など）の改善が示されれば足りる．承認時に常に真のアウトカムのデータを要求することは，状況によっては非現実的にもなりうる．例えば，40代の軽度の高血圧患者に対して，新しい降圧剤の効果を知りたい時を考えよう．軽度で，しかも40代であれば，脳卒中や心筋梗塞の発症頻度はそれほど高くないし，それらの疾患によって死に至る人はますます少なくなるだろう．このような集団で「真のアウトカム」，例えば生存年数の比較を試みた場合，数年間あるいは数十年間の追跡が必要になる．超長期の臨床試験を実施しなければ承認されない…のような状況では，誰も薬を開発しようとは思わないであろう．

　それゆえ，臨床試験でとられているアウトカムと，経済評価に使える（経済評価に耐えうる）アウトカムは異なることが一般的である．例えば臨床試験では降圧目標の達成割合のみが評価されたが，経済評価のためには生存年数やQALYのデータが必要…のようなケースである．とくにQALYの算出に必要なQOL値に関しては，臨床試験でデータが取得されていることは極めて少ないと言える．また，経済評価に適した真のアウトカムが臨床試験でとられていたとしても，分析期間が十分にとられていない（臨床試験は1年間だが，経済評価は生涯で分析）こともありうる．

　臨床試験のデータのみを使って，短い期間で分析を行うと，さまざまな問題が生じる．

まず，臨床試験（の期間）では捉えきれない現象の影響が排除されてしまうことである．例えば，ある薬について1年間の臨床試験のデータのみが得られていたとする．臨床試験の期間に従って分析期間も1年に設定してしまうと，長期の有効性（例えば，2年以上経つと効果が薄れてくるなど）や安全性（まれな副作用が生じるなど）の考慮は難しくなる．

　また，QALYやLYを使った評価を行う場合，短い期間の分析だとそもそも差が捉えにくくなる，という問題もある．

　多くの分析が，はじめに大きな薬代が発生し，その費用増大分を将来の疾患発症の減少にともなう医療費削減で緩和しつつ，健康上のメリットを出していく…というスタイルをとる．この時に分析期間を極端に短くすると，初めにかかる薬代が大きな割合を占め，将来の医療費削減効果の寄与は小さくなる．また効き目について見ると，分析期間が短い場合，その間でのQALYやLYの改善量はどうしても短くなる．分析期間が1年間ならば，生存年数の増分は「既存薬だとすぐに全員死亡・新薬なら全員生存」という極端な場合の「+1年間」が最大値になり，それ以上の効果改善は望めない．増分費用は薬剤費がほとんどを占めるため大きくなり，増分効果は小さくなる．結局は，ICERの値は非常に大きくなり，費用対効果は極端に悪化する．

　実際，費用対効果評価のガイドラインでも，分析期間は「その薬の影響を十分に捕捉できるような長い期間」に設定することが推奨されている．「十分に捕捉できる期間」がどのくらいなのかはやや推定が難しい部分もあるが，一般的なのは生涯である．抗がん剤のようにある程度終末期に用いられる薬剤であれば，死亡時まで追跡した臨床試験のデータが得られる可能性が高い．しかし生活習慣病の薬剤の場合は，このようなデータは通常得られない．そのため，何らかのモデルを組むことで，長期の費用対効果を算出することが不可欠になる．

表9-1　どうして，モデル？

＊臨床試験で…
　＊コストとアウトカム，両方とれる？
　＊アウトカム，経済評価に適したものとれる？
　＊十分な分析期間が確保できる？（特に予防介入）

臨床試験の限界	
代理のアウトカム （臨床検査値など）	臨床試験でも容易に測定できる
真のアウトカム （QOLや生命予後など）	臨床試験から得るのはやや困難
分析期間（時間地平）	臨床試験の分析期間では，介入の価値を「捉えきれない」ことも

　効果・アウトカムもさることながら，費用についてはよりハードルが高い．臨床試験の中で，費用も同時に得られることはまれである．

　費用を推計する時には，「この病態ならこのような治療をするだろう」という標準治療の流れをつくって費用を積み上げていくやり方と，保険請求データなどの実データを使って見積もるやり方の2通りが代表的である．

ここで課題になるのは，「ある疾患の『医療費』とはなにか？」という問題である．例えば糖尿病の医療費を考える時，糖尿病治療薬の費用や合併症の治療費は当然含まれ，「糖尿病患者が風邪を引いたときの医療費」は除かれるであろう．では，「糖尿病患者の循環器疾患の医療費」のような，グレーゾーンの場合はどうか？標準治療からの積み上げならばグレーゾーンは除外され，保険請求データからの推測ならばグレーゾーンはすべて組み込まれる．「疾患の医療費」1つとっても，さまざまな不確実性がついてまわる．

費用も効果も不確実性や外挿の必要性があるため，経済評価の際には何らかのモデルをつくって必要な数字を推計することが一般的である．感染症など，短期の推計の時には決定樹モデル（decision tree model）が，生活習慣病など長期の推計のときにはマルコフモデル（Markov model）がもっとも代表的である．

表 9-2　代表的なモデル

	使える場	計　算
判断樹モデル	急性疾患 短期の分析	1回で終了 比較的容易
マルコフモデル	慢性疾患 中長期の分析	繰り返し やや複雑

9-2　決定樹モデルとは？

急性疾患など，推計が短期ですむ場合に使われるのが，決定樹モデル（decision tree model，判断樹モデルとも）である．名前のとおり，「決定樹」を描くことが基本である．

以前 ICER の計算で用いた，「10 万円で 90％救える新薬 vs 2 万円で 85％救える既存薬」の例で考えてみよう．救命できた場合は 5 年間生存でき，その間の QOL 値は 0.8 だと仮定する．すなわち，救命できた場合は 5×0.8＝4 QALY を得られることになる．死亡すれば，当然 0 QALY となる．新薬は 10 万円で 90％救命だから，4 QALY×90％＝3.6 QALY．既存薬は 2 万円で 85％救命だから，4 QALY×0.85＝3.4 QALY．ICER は，（10 万円－2 万円）÷（3.6－3.4）＝40 万円/QALY となる．表 9-3 に示すとおり，生存年数 LY をアウトカムにすれば 8 万円÷（4.50 年－4.25 年）＝32 万円/LY，救命人数をアウトカムにすれば 8 万円÷（90％－85％）＝160 万円/救命となる．

ここで，新薬と既存薬がそれぞれ「救命」と「死亡」に枝分かれするような図を描いてみる．救命に進める確率は，新薬が 90％・既存薬が 85％．救命に進めば 4 QALY を獲得でき，死亡すれば 0 QALY である．救命か死亡かに関わらず，新薬を選べば 10 万円，既存薬を選べば 2 万円の費用がかかる．

この図は，費用と効果の期待値を求める際の考えの筋道を具体化したのみの，単純なものである．単純な図ではあるが，これこそが判断樹モデルの骨格である（図 9-1）．

表 9-3 新薬の ICER は？

*救命に成功したら，5 年生存
*5 年間の QOL 値は，0.8（5×0.8＝4QALY）
*費用の差分は，つねに 10 万－2 万＝8 万円

	新 薬	既存薬	差 分	ICER（800 万円÷差分）
救命確率	90％	85％	＋5％	160 万円/救命
生存年数	90％×5＝4.50 年	85％×5＝4.25 年	＋0.25 年	32 万円/生存年数延長
QALY？	90％×4＝3.6 QALY	85％×4＝3.4 QALY	＋0.20 QALY	40 万円/QALY 獲得

判断樹を描くプロセスは，
1）起こりうる枝分かれをリストアップする．
　　（新薬か既存薬か，救命か死亡か）
2）それぞれの枝分かれに確率を当てはめる．
　　（新薬なら救命 90％・死亡 10％，既存薬なら救命 85％・死亡 10％）
3）各「枝」に，費用と効果を当てはめる．
　　（新薬で救命なら 10 万円で 4 QALY，新薬で死亡なら 10 万円で 0 QALY…など）
の 3 つからなる．順に詳しく見てみよう．

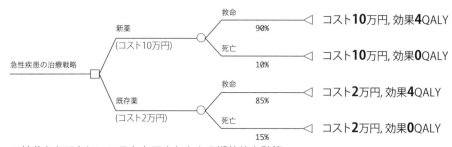

*枝分かれごとに，コストとアウトカムの期待値を計算
図 9-1　判断樹の描画

　1）の枝分かれに関して，今回ありうる分岐は「新薬・既存薬」と「救命・死亡」の 2 つにとどまる．単純な分岐だが，2 つの分岐には大きな違いがある．それは「行き先を選べるかどうか？」だ．新薬か既存薬かは，自ら選ぶことができる．一方で，救命か死亡かは自分で選ぶことはできず，運任せ（より正確に言えば確率任せ）となる．前者のように，自ら行き先を選べる分岐点を decision node，後者のように確率任せで行き先が決まる分岐点を chance node と呼ぶ．

　通常 decision node に分類されるのは，今回のように「どちらの治療法を選択するか？」のような分岐である．選んだ後の過程，効くか効かないか・有害事象が起こるかどうか・合併症を起こすかどうかのような分岐は，すべて chance node として処理される．分岐を増やせば増やすほど，より実態に近い判断樹をつくることができる反面，適切な確率の値を当てはめることは難しくなっていく．基本的には，治療法を選ぶ decision node からスタートし，効果発現や重症

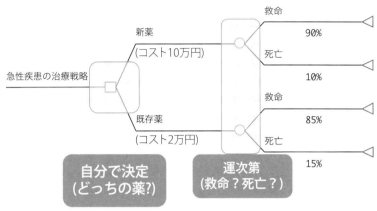

図9-2 枝分かれの違いとは?

化,有害事象の有無などの chance node の枝分かれを何段階か通過したのちに,ゴールに到達する.「ゴール」すなわちすべての枝分かれが終わり,モデルが完結した状態を terminal node と呼ぶ.判断樹モデルは,decision node からスタートし,複数の chance node を経て terminal node に至る流れを踏む.

表9-4 枝分かれの種類

名 称	形	機 能
decision node	■	行き先は自分で決める(治療法の選択など)
chance node	●	行き先は確率的に決定(効果など)
terminal node	▲	モデル完結

基本は decision 発・chance 経由・terminal 行

新薬か既存薬か,救命か死亡かの2つの分岐を通ることで,2×2=4通りの枝分かれが生じる.
「新薬で救命」
「新薬で死亡」
「既存薬で救命」
「既存薬で死亡」

この4通りが,今回の判断樹で描かれたシナリオとなる.今回のような単純なシナリオであれば,4通りすべてを列挙した後に判断樹を描くやり方でも十分だし,むしろ判断樹を描くこと自体が不要とも思える.ただ実際の分析では,薬を選んだ後の分岐が1段階で済むことはまずあり得ず,有害事象の有無・重症化の有無・後遺障害の有無・死亡の有無など,多くの分岐を経ることになる.複雑な状況になればなるほど,全体を概観できる判断樹の重要性は増していくと言える.

続いて,2)の確率の当てはめである.自分で決められる decision node は除き,すべての chance node に確率を当てはめる.今回は「新薬を使った人の救命・死亡確率」「既存薬を使っ

た人の救命・死亡確率」の2つで済むが，分岐が増えれば増えただけ，当てはめるべき確率も多くなる．

　最後に，分岐が終わってゴールに着いたら，それぞれの枝にコストと効果を割り当てる．

新薬で救命：10万円・4 QALY

新薬で死亡：10万円・0 QALY

既存薬で救命：2万円・4 QALY

既存薬で死亡：2万円・0 QALY

　これで，判断樹を描くプロセスはすべて完了したことになる．

表9-5　「丁寧に」計算すると…ありうるパターンは？

介　入	生　死	確　率	期待コスト	期待 QALY
新薬	生存	90%	10万円	4 QALY
新薬	死亡	10%	10万円	0 QALY
既存薬	生存	85%	2万円	4 QALY
既存薬	死亡	15%	2万円	0 QALY

新薬群と既存薬群，それぞれまとめたくなる？？？

　最初にICERを求めた時は，とくに判断樹を意識せずに「新薬は10万円で4×0.9＝3.6 QALY．既存薬は2万円で4×0.85＝3.4 QALY．ICERは，（10万円－2万円）÷（3.6－3.4）＝40万円/QALY」のように計算した．判断樹を用いた場合でも，ICERの計算法自体は変わらない．新薬と既存薬，それぞれについて費用とアウトカムの期待値を求めて，差分を出すことになる．

　あえて丁寧に，新薬群を見てみよう．新薬で救命（確率90%）は，10万円・4 QALY．新薬で死亡（確率10%）は，10万円・0 QALY．定義に従って期待値を計算するためには，コスト・アウトカムそれぞれ，確率をかけて足し合わせればよい．

　コストの期待値は，10万円×90%（救命）＋10万円×10%（死亡）で，当然10万円．

　QALYの期待値は，4 QALY×90%（救命）＋0 QALY×10%（死亡）で，3.6 QALY．

　同様に既存薬群でも計算すれば，コストは2万円・効果は3.4 QALY となる．あとは先ほどと同様，差分同士を割り算して，ICERを計算することになる．

　ここまで見てきたとおり，計算過程そのものは何ら特別なことはなく，単純な例であればそもそも判断樹を描くまでもなく同じ結果を導くことができる．しかし，実際の分析でこの例のように単純な仮定で収まることはまれで，図式化したうえで全体を見通しつつ計算を進めないと，どこかで計算ミスが生じる可能性は増していく．その意味で，いったん判断樹を描くことは，評価を進めるうえで不可欠とも言える．

表 9-6　期待コスト・QALY の計算

	できごと	確　率	コスト	コスト（統合）	QALY	QALY（統合）
新薬	新薬-生存	90%	10万円	10万円	4 QALY	3.6 QALY
	新薬-死亡	10%	10万円	（90%×10＋10%×10）	0 QALY	（90%×4＋10%×0）
既存薬	既存薬-生存	85%	2万円	2万円	4 QALY	3.4 QALY
	既存薬-死亡	15%	2万円	（85%×2＋15%×2）	0 QALY	（85%×4＋15%×0）

枝ごとの期待値を合計して，介入ごとの費用と効果の期待値を算出

表 9-7　ICER の算出

	できごと	確　率	コスト	コスト（統合）	QALY	QALY（統合）
新薬	新薬-生存	90%	10万円	10万円	4 QALY	3.6 QALY
	新薬-死亡	10%	10万円	（90%×10＋10%×10）	0 QALY	（90%×4＋10%×0）
既存薬	既存薬-生存	85%	2万円	2万円	4 QALY	3.4 QALY
	既存薬-死亡	15%	2万円	（85%×2＋15%×2）	0 QALY	（85%×4＋15%×0）

ICER＝（10万円－2万円）÷（3.6 QALY－3.4 QALY）＝40万円/QALY

9-3 │ 判断樹モデルの限界

　判断樹は，「樹」を描いた後は左端から右端へ，基本的には一方通行のスタイルである．しかし慢性疾患の治療では，このスタイルでは十分に影響を考慮できないことも多い．

　慢性疾患の評価をする際には，「肝炎→肝硬変→肝がん」「合併症なし糖尿病→合併症あり糖尿病→人工透析」「良性ポリープ→悪性ポリープ→大腸がん」のように，徐々に病態が悪化していくことを再現することが鍵になる．もちろん判断樹モデルでも，「肝炎にかかる・かからない」「肝硬変を発症する・しない」「肝がんを発症する・しない」のように分岐をつくることは可能である．しかし費用対効果の評価をする際には，「肝炎にかかるか否か」のような枝分かれ（と，それに基づいた確率の計算）が1回だけしか起こらないような仮定では，やや不十分な面もある．

　費用を扱うにしても効果を扱うにしても，「1年後に肝硬変を起こした人」と「30年後に肝硬変を起こした人」とでは，費用や効果の算入法が変わってくる．仮に両者ともにすぐに死亡したとすれば，前者の生存年数は1年・後者は30年で，数字は全く変わってしまう．

　対処法として「1年後に肝硬変を起こす・起こさない」「2年後に肝硬変を起こす・起こさない」…「n年後に肝硬変を起こす・起こさない」のように毎年枝分かれを生じさせるやり方もありうるが，長期の分析の場合，枝分かれの数が膨大になってしまう．このような状況では，次章で触れるマルコフモデルのようなモデルが必要になってくる．詳しくは，次章で説明しよう．

第10章

モデルを使った分析手法（2）

　判断樹モデルのように一方通行で，枝ごとに期待コストと期待アウトカムを算出する．簡便な手段ではあるが，分析期間が長期にわたる場合，判断樹モデルのような1回きりの計算では力不足になることも多い．

　費用対効果を見る際には，イベントが「いつ」発生したのかのタイミングが重要になる．例えば抗がん剤の費用対効果を考える際，多くの抗がん剤が「転移・再発までは投与を続ける．転移・再発（増悪）が起きた後は治療を中止するか，別の治療薬に変更し，やがて死亡する」流れをとる．とりうる健康状態は「転移・再発前（無増悪）」「転移・再発後（増悪）」「死亡」の3つしかないため，判断樹を描くことはそれほど難しくない．しかし，増悪や死亡がいつ起こるかによって，抗がん剤の薬剤費も，生存年数も，QALYも大きく変わりうる．そのため，時間の概念を組み込めない判断樹モデルで費用や効果を推計することは，非常に難しくなる．

　このように，健康状態の枝分かれ自体はそれほど多くないものの，判断樹モデルでは計算が煩雑になってしまう場合に用いられるのが，マルコフモデル（状態推移モデル）である．この章では，マルコフモデルの考え方と計算法を紹介したい．

表 10-1　マルコフモデル（状態移行モデル）

＊判断樹モデルの場合，枝分かれは「1回きり」
　＊慢性疾患や予防など，長期の影響を見たい時はやや難しい？
　＊「生涯に1回でもがんにかかる確率」は推定不能
＊マルコフモデルなら，健康状態の移り変わりを「何度も」評価できる

10-1 ｜ マルコフモデルの基本概念とは？

　判断樹モデルの場合，モデルをつくる流れは「起こりうる枝分かれの定義」→「確率の当てはめ」→「費用と効果の当てはめ」→「枝ごとの期待値の計算」であった．マルコフモデルでも，考え

方は本質的には同じである．

表10-2　何を決める？

順序	作　業
1	健康状態を定める （禁煙成功-病気なし，禁煙失敗-病気なし，…死亡）
2	健康状態間の移行確率（次の年にはどこにいる？）を決める 例：禁煙成功した人が肺がんにかかる確率
3	健康状態ごとに，コストと効果を割り当てる 例：肺がんの1年間の医療費は？QOL値は？
4	各介入ごとに，くじ引き（サイクル）ごとに各健康状態に何人ずついるかを計算 例：10年目に，禁煙成功-病気なしには何人いる？
5	介入ごとの，コストとアウトカムを計算

(1) とりうる健康状態の定義

　判断樹モデルの時に「有効・無効」「有害事象発生の有無」などで定義した枝分かれは，マルコフモデルでは複数の健康状態として定義される．先ほどの抗がん剤の例であれば，「無増悪」「増悪」「死亡」の3つが健康状態である．マルコフモデルでの分析対象になることが多い慢性疾患や予防の場合は，症状が軽い（あるいは，まだ病気でない）状態から重い状態を経て，死に至るまでを追跡するのが通常であろう．例えば肝炎であれば，「肝炎」「肝硬変」「肝がん」「死亡」，高血圧や脂質異常症であれば「合併症なし」「心筋梗塞・脳卒中発症」「死亡」など，軽症から重症を経て死亡までの経過を，いくつかに区切って健康状態を定義することになる．

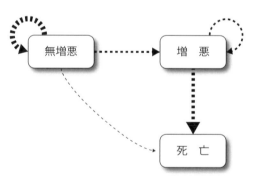

図10-1　マルコフモデル

　同じ健康状態，例えば「肝硬変」にいる人は，原則的に医療費やQOLなどの条件も同じと判断される．そのため，健康状態の数が少なすぎると，実際の病気の進み方との隔たりが大きくなる可能性がある．だとすれば，健康状態は細かければ細かいほどよい…と考えてしまいそうだが，そう単純にはいかない．

　確かに，健康状態を細分化するほど，実際の病気の進み方を適確に捉えやすくはなる．「肝がん」を1つの状態にまとめてしまうのと，がんのステージごとに分割するのとでは，当然後者の

方が実態に近くはなるだろう．しかし健康状態をつくることは，マルコフモデルのゴールではなくスタートである．この後紹介するように，健康状態を設定した後，「軽症の人のうち何％が重症化するか？」「軽症の人の1年間の医療費はいくらか？」などの数字を組み込む必要がある．健康状態をあまりに細かく分けてしまうと，数字を探す段階で暗礁に乗り上げることが多い．費用のデータも効果（QOLなど）のデータも，そしてある状態から別の状態に移る確率のデータも，細かく分ければ分けるほど入手が難しくなる．病態を正しく反映できるかどうかと，データを入手できるかどうかの双方を考慮しつつ，区切り方を決めていく必要がある．図10-2は肝炎の自然経過（自然史）をモデル化したものである．

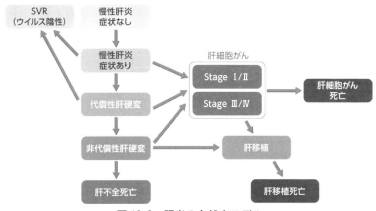

図10-2　肝炎の自然史モデル

モデル分析を行う際には，できる限り費用対効果の専門家だけでなく，その領域の臨床の専門家を交えて，意見を参考にしつつ進めていくことが望ましい．健康状態の区切り方が適切かどうか，病態の進行の設定方法が妥当かどうかだけでなく，それぞれの段階においてどのような治療を行うのが自然かなども，臨床専門家の意見が重要になる．また，モデルに組み込みうるデータが複数存在した場合に，どのデータを用いるのがより適切かについても，臨床専門家の「目」が有用である．構築したモデルが，その領域の専門家から見て理解しづらい・賛同しづらいものであった場合，分析結果を実際の臨床に役立てていくことは非常に難しくなる．モデル自体の妥当性を高めるのみならず，結果を実臨床に活かしやすくする意味でも，臨床専門家の関与は不可欠である．

(2) 各健康状態間の移行確率の当てはめ

健康状態の区切りが終わったら，状態間の橋かけを行う．例えば，ある時点で「転移・再発なし」だった人が，一定期間内に「転移・再発あり」に移る確率などである．このように，一定期間以内に別の健康状態に移る確率・元の状態にとどまる確率を，推移確率もしくは移行確率（transition probability）と呼ぶ．判断樹モデルの場合，枝分かれは「救命の有無」「有害事象発症の有無」「後遺症の有無」など，順序立てて判断されていた．しかしマルコフモデルでの健康

状態の移行は，理論上はどの健康状態相互間でも起こりうる．例えば，「転移・再発なし」→「転移・再発あり」→「死亡」と順序を踏む患者もいれば，「転移・再発なし」の状態から直接死亡する患者もいるだろう．がんや生活習慣病では考慮しづらいが，感染症や軽度の疾患であれば，根治治療あるいは自然治癒などで，健康状態を「逆戻り」する可能性もありうる．

移行確率を推定する時には，計算の基本単位となる「一定期間」をどの程度に設定するかが問題になる．「一定期間内（1サイクルと呼ぶことが多い）」は同じ状態にとどまることが，マルコフモデルの前提である．そのため，健康状態の区切り方のところで述べたのと同様に，サイクルの長さとデータの得やすさのバランスを考える必要がある．サイクルを短くする（例えば1か月など）ほど実態に近い解析ができるが，そもそも病気の発症確率や生存確率のデータが1年間や5年間でのものしか得られないのならば，それ以上短いサイクルで分析をすることはやや不合理になる．

移行確率を求める際のデータは，「ある時点で病気の人がどの程度存在するか？」の有病率（有病割合）でなく，「一定期間内に，何人が新しく病気にかかるか？進行するか？」の罹患率データをベースにすることが望ましい．一般的に，1回きりの調査で済む有病率と比較すると，最低でも2回（期間の初めと終わり）の調査が必要な罹患率のデータは入手しにくいことが多い．また罹患率のデータがうまく得られたとしても，モデルの仮定と罹患率の算出法が合致しない場合もある．例えば，モデルでは「前がん状態」から「発がん」に移行する確率が知りたいが，得られたデータでは「一般の集団で測定した罹患率（すなわち，集団の健康状態は問わない）」のみが明らかになっている場合などである．前がん状態の人が発がんする確率と，一般集団の人が発がんする確率とでは，明らかに前者の方が高くなるであろう．このような場合に移行確率として一般の罹患率を用いると，疾患の罹患者数を過少推計することになる．

抗がん剤の臨床試験など，ある程度最終的なアウトカム（死亡など）までのデータが得られている場合は，その結果から改めて移行確率を逆推定することも可能である．具体的には，臨床試験から得られた生存曲線のデータに何らかの関数を当てはめたうえで，1年ごとの確率値に組み直す手法である．

マルコフモデルの強みは，長期間（例えば生涯など）の分析ができるところにある．この場合，移行確率の数値を時間とともに変化させることも多い．ほとんどすべての疾患において，発症率は年齢の影響を受ける．がんや心血管系イベントなど多くの疾患で，高齢者ほど発症確率が上昇する．そのため，移行確率すなわち1サイクルあたりの疾患発症確率も，若年層と高齢者では違う値（通常は，若年＜高齢者）を当てはめる必要がある．

仮に病気の発症率がまったく変化しない場合でも，生涯の分析などでは，自然死亡を考慮する必要がある．自然死亡率のデータソースとしては生命表などがある．こちらも当然，高齢者ほど死亡確率は増加していくので，やはり値を変動させることになる．

自然死亡を考慮してもしなくても，介入の費用対効果には直接影響しないようにも思える．しかし実際には，自然死亡の影響を除外すると多くの場合，新しい介入を過大評価（有利に評価）することにつながる．

例えば，心疾患の発症確率を下げる新薬を考えよう．自然死亡を全く考慮しない場合，モデルに組み込まれた患者は（遅かれ早かれ）必ず心疾患を発症し，死亡することになる．それゆえ，新薬による心疾患発症減少のメリットは，「発症を遅らせて，その分長生きできる」という形で，全員が享受できることになる．ところが実世界では，「既存の治療を行っていたが，心疾患を起こす前に，がんなどの別の病気で亡くなってしまった」人が必ず存在する．むしろ，心疾患以外の要因で亡くなる人のほうが全体としては多数派であろう．他要因で亡くなる人がいる分，新薬のメリットは実際には薄められる．より現実的な，なおかつ控え目に評価を行うためには，自然死亡の考慮は不可欠である．そもそも，自然死亡を考慮せずに長期の分析を行った場合，寿命が異常に長くなるなどの不合理な現象が生じうる．生涯の分析を行う時には，もともと死亡率の高い終末期の患者を除いて，自然死亡の影響は必ず考慮すべきである．

　新薬と既存薬の比較の場合，移行確率の数値を臨床試験から得られたリスク比・ハザード比などを使って変化させることが通常である．一般的には，病気が発症する確率や，発症した後に進行する確率，治癒する確率などが変化する．すべての移行確率が新薬の使用で変化するとは限らない．例えば高血圧の治療によって心血管イベントの発症リスクはある程度下がるだろうが，発症した後に死亡する確率が下がるかは不明である．また抗がん剤を使うことで，転移・再発のリスクは下げられるが，転移・再発が起きてしまった後の生存率には影響しないことも多い．自然死亡確率は，当然介入の影響を受けずに一定である．どの確率が介入によって変動するのかを，正しく見極めることが重要である．

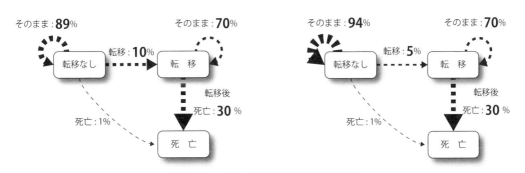

図 10-3　マルコフモデル確率当てはめ

(3) 状態ごとのコスト・効果（QOL 値など）の当てはめ

　移行確率の設定が終わったら，各健康状態に費用と効果を当てはめるプロセスに移る．ここでは移行確率の設定を先に，状態ごとの費用・効果の当てはめを後に設定しているが，順序を逆転させることももちろん可能である．

　定性的な評価ならば，「軽症例であれば費用は安く済み，QOL も高い．重症化するにつれて，費用は増大し，QOL も低下する」で片づくところだが，実際に分析を行うためには費用および

QOL と重症度の関連を示す必要がある．臨床試験のみではデータが不十分なことも多いため，さまざまなデータソースから得た数字を組み合わせてモデルをつくっていくのが通常である．適切なデータが得られなければ（健康状態ごとの数値がうまく得られない時など），モデルの構造そのものを再構築することもありうる．

　第 5 章でも若干述べたが，保険請求の医療費（レセプト）から費用の推計を行う場合，「健康」「心血管イベント発症」「死亡」のように，実質的に病気の有無のみで健康状態を区分けするのであれば，データを得ることは比較的容易である．しかし肝疾患での「慢性肝炎」「代償性肝硬変」「非代償性肝硬変」のように，同じ系列の疾患が徐々に悪化していくことを補足しようとすると，難易度はやや上がる．保険請求の時に記載する病名が，必ずしも病態の悪化を適切に反映しているとは限らない．肝疾患の例であれば，現場の医師にとってはあえて「代償性」「非代償性」のような区分まで記載するメリットはあまりないため，単純に「肝硬変」と記す可能性が強い．場合によっては，慢性肝炎と肝硬変の区別も省略して，「肝不全」とまとめてしまう可能性すらある．ほとんどの場合，単純に病名のみをレセプトから抽出するのでは不十分で，診療行為（例えば，入院の発生や特定の薬剤の使用の有無など）などの条件を併用しつつ，重症・軽症を切り分けていくことになる．カルテとは異なりレセプトには，「どのような診療行為を行ったか」のデータは含まれているものの，「医師の診断や病気の重症度はどうか」の情報はない．本来の医療の流れは，診断を下したうえでそれに対する診療行為を決定していく方向であるが，レセプトからデータを得る場合，診療行為（より限定的に表現すれば，請求がなされた診療行為）から逆向きに重症度を推計せざるを得ない．健康状態を細かくして，同じ病名の中で軽症・重症や進行度によって別の健康状態を仮定した場合，さらに推計は難しくなる．この場合，診療行為を特定する際に，臨床専門家の関与は不可欠となる．

　QOL 値を当てはめる時にも，やはりデータソースの問題が起こりうる．国内の QOL 値データが臨床試験とともに取得されていたり，別の研究で重症度別の QOL 値がそのまま報告されている場合であれば，比較的容易に当てはめができる．しかし，健康状態ごとに QOL 値のデータソースが異なる場合，測定方法の違いなどにより，軽症例の QOL が重症例のそれを下回ってしまうなどの不合理なことも起こりうる．費用データであれば国内データの使用が必須だが，QOL 値の場合は国内データが十分に得られない場合は海外データを使うことも許容される．一部の健康状態について海外データを組み込む場合などは，とくに注意を払う必要がある．データソースによって QOL 値が大きく異なる時は，次の章で触れる感度分析の際に変動幅を広くすることや，データソースごとに変更したシナリオ分析を実施するなどの方法で対処すべきであろう．

　健康状態ごとの費用・効果を新薬と既存薬とで比べた時に，最も大きく変わるのは当然薬剤費そのものである．有害事象の治療コストや検査費用も，介入によってある程度変わりうる．一方で各健康状態の QOL 値は，介入にかかわらず「同じ健康状態であれば同じ QOL 値」を当てはめることのほうが一般的である（すなわち，重症化例の QOL は新薬でも既存薬でも同じ値になる）．ただし，新薬と既存薬で投与経路や有害事象の発症頻度に大きく差がある場合などは，同じ健康状態でも QOL 値が変わりうる．例えば新薬が飲み薬で有害事象が少なく，既存薬が入院

での注射投与が必要でなおかつ有害事象が多い場合は，薬剤投与期間中の費用だけでなく，QOL値にも両群で差をつけることがありうる．図10-4，図10-5は，図10-2で紹介した肝炎の自然史モデルに関し，健康状態ごとのQOL値と医療費を示したものである．

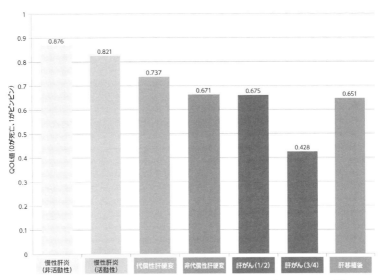

図10-4 肝疾患進行で，QOL値は低下（病態ごとのQOL値）

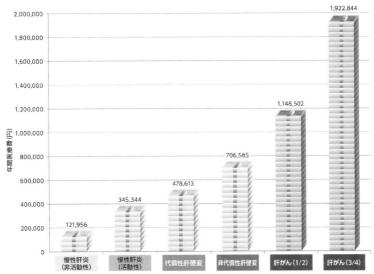

図10-5 肝疾患進行で，医療費は増大（保険請求データからみた病態別の医療費）

(4) 計算の実施・費用対効果の算出

モデルへの移行確率と費用・効果の組み込みが終わったら，実際に計算を行う．それぞれの群ごとに費用と効果の期待値を算出して，差分をとってICERを算出する流れは，これまでの分析

と同様である．ただし「モデル」である以上，その妥当性についてはある程度検証する必要がある．

　妥当性の評価のために多く用いられるのが，ある程度「硬い」データとの比較である．自然死亡の考慮の所でも触れた平均余命や，その病気の罹患率・死亡率データなどがよく用いられる．統計資料のデータと，モデルを回して得られた数値を比較して，乖離が大きすぎる場合には移行確率その他を調整する必要が出てくる．臨床効果に比べて費用データについては，「硬い」データが得られないことが多い．その分，感度分析で慎重な考慮が必要になる．

　マルコフモデル以外にも共通することだが，分析期間をどの程度の長さに設定するかは，とくに重要なポイントである．ガイドライン上は，「その介入の影響を捕捉するために十分に長い時間」に設定することを原則とする．例えば，長期間投与すると副作用の発症確率が増加するような新薬について，短期間のみの分析で評価をすると，新薬のデメリットを考慮できなくなる恐れがある．そのような恣意的な分析を回避するには，分析期間を生涯に設定することがもっとも単純かつ効果的な方法であろう．

　しかし分析期間を長くすればするほど，組み込むべきデータの不確実性は大きくなっていく．新薬の有効性データが3年分しか得られていない時に，5年・10年・生涯など長期間にわたって同じ有効性が持続する可能性は小さくなる．新薬と既存薬の効果の差がずっと持続すると仮定をすれば，先ほどとは逆に，分析期間を長くすればするほど新薬にとっては有利な状況となる．そのため，あえて分析期間を「硬い」データが得られる短期間に設定したうえで，費用対効果の数値への影響を見る形の感度分析も，状況によっては必要になる．

　後の例でも触れるが，実際の計算の流れは以下のようになる．

① 初期条件の設定

　全員が軽症・病気なしなどの「軽い」状況にいることが通常だが，患者分布のデータなどを使って一定数の患者を初めから重症例に割り当てることもある．

② サイクルごとの患者分布の計算

　それぞれの健康状態に何人ずつの患者が存在するかを，各サイクルごとに計算する．「ある時点（nサイクル目）」から「次の時点（$n+1$サイクル目）」に移る際に，健康状態間の移動が起こるか・その状態にとどまるかを，移行確率を用いて計算していく．シンプルなマルコフモデルの場合，情報として保持されるのは各サイクルごとに「どの健康状態に何％の患者がいるか？」の患者分布情報のみで，個々の患者がどのように健康状態を渡り歩いているかの挙動は追跡されない．

　マルコフモデルの原則は，「次の時点（$n+1$サイクル目）でどの健康状態に移るかは，あくまで今の状態だけで決まる．それ以前（1〜$n-1$サイクル目）にどこにいたかには依存しない」という「無記憶性」である．そのため，ある時点での分布の情報さえあれば，次のサイクルの分布を求めるには十分である．

　一方で，$n-1$サイクル以前の挙動を記憶させたいとき，例えば寛解と再発を繰り返すような病気で，過去の再発回数によって移行確率を変化させたい場合などは，少々応用的なシミュレー

ション（モンテカルロシミュレーション）を行う必要がある.

③ サイクルごとの期待コスト・期待効果（期待QALY）の計算

　② で求めた患者分布に，各健康状態に当てはめたコスト・期待効果を乗じて，サイクルごとに得られるコスト・効果を治療群ごとに算出する．その後，最後のサイクルまで合計して，コスト・効果の群別の期待値を計算する.

　長期間の分析の場合は，コスト・効果の割引もあわせて実施する.

④ ICER の算出

　③ で得られた群別の期待値から，増分費用効果比を算出する.

表10-3　マルコフモデルから得た新規肝炎治療薬の費用対効果は？（未治療・慢性肝炎）

治療法	薬剤費	肝疾患医療費	合　計
新規治療＋リバビリン	527万円	70万円	597万円
インターフェロン＋リバビリン	115万円	193万円	308万円
	＋412万円	−123万円	＋289万円

治療法	生存年 LY	質調整生存年 QALY
新規治療＋リバビリン	28.21 LY	24.95 QALY
インターフェロン＋リバビリン	27.00 LY	23.64 QALY
	1.21 LY	1.34 QALY

1 QALY あたりの ICER：289 万円÷1.34 QALY＝239 万円≪500 万～600 万円

10-2 　より応用的なモデルとは？

　前の節で触れたとおり，マルコフモデルの大きな特徴は「無記憶性」である．情報として保持され，次の計算のベースとなるのは，「ある時点で，それぞれの健康状態に何％ずつ患者がいるか？」だけであり，個々の患者の過去が問われることはない.

　計算が簡便になる反面，「過去（1～$n-1$サイクル目）」と「現在（nサイクル目）」双方の情報を活かしたい時，あるいは患者個々人の特性を移行確率やコスト・効果に反映させたい時には，この無記憶性が足かせになりうる.

　前者の例は，先ほど上げた寛解−再発を繰り返す疾患や，合併症の頻度がその後の生存率に影響する疾患などが考えられる．例えば，ある疾患の合併症として脳梗塞がある場合を考えよう．脳梗塞が重なれば重なるほど，死亡確率は上がっていくし，恐らく QOL 値も減少していく．マルコフモデルでこれを捕捉するためには，「脳梗塞1回」「脳梗塞2回」「脳梗塞n回」など，脳梗塞の発症回数によって健康状態を細分化させればよいが，どうしてもモデルが煩雑になってしまう.

　後者の例は，患者によって年齢や遺伝子型などが異なることで，疾患の発症リスクが変化する

状況などが考えられる．この場合は，過去から現在までの挙動が完全に一致している患者同士でも，生来もっている特性によって，疾患のリスクが変わることになる．このような状況では，健康状態の細分化ではなく，モデルそのものを分ける必要が出てくる．分けるべき患者特性が1種類（年齢だけなど）であれば比較的容易だが，年齢・遺伝子型・既往歴など複数の要因が絡んでくる場合，マルコフモデルでは手に負えなくなることも多い．

このような場面で有用なのが，モンテカルロシミュレーションである．モンテカルロシミュレーションは，モデルの構造や移行確率その他はマルコフモデルのものをそのまま使いつつ，計算法のみを変化させる．

概念は単純で，原型のマルコフモデルが患者の分布のみを次のサイクルに伝達していたのに対し，モンテカルロシミュレーションは患者個々人の挙動に着目し，1人1人についてモデル内での推移を途中経過も含めて記録していく．計算過程の中では過去の情報はすべて保持されているので，患者特性や，過去の合併症発症歴を疾患発症リスクに反映させたり，既往歴によってQOL値を変化させることも可能である．

表10-4　マルコフモデルとモンテカルロシミュレーション？

* 単純なマルコフモデル
  * 集計しているのは，各サイクル・健康状態ごとの存在割合のみ
  * 個々の患者の挙動は，観測していない
  * くじ引き回数＝サイクルの数

1年目		
がん	転移	死亡
100%	0%	0%

2年目		
がん	転移	死亡
83%	15%	2%

 ……

表10-5　モンテカルロシミュレーション

* まとまった人数（1,000人や10,000人）の患者集団を仮定して，1人ずつマルコフモデルを回す
* 1人1人の健康状態の推移を記録
* くじ引き回数＝サイクルの数×人数

患者	経過	コスト	アウトカム
1	2年目転移，転移後4年で死亡	$240,000	5.50 QALY
2	1年目で死亡	$20,000	0.95 QALY
3	20年間進行なし	$400,000	19.00 QALY
4	5年で転移，転移後1年で死亡	$160,000	5.65 QALY
5	15年で転移，転移後4年で死亡	$500,000	17.85 QALY
…		…	…
1,000	1年目で死亡	$20,000	0.95 QALY

唯一の欠点は，単純なマルコフモデルよりも所要時間が延びることである．例えば50サイク

ルのマルコフモデルで分析を行う際，通常の分析であればサイクルごとの分布を求めるだけなので，計算は50回で終了する．一方でモンテカルロシミュレーションの場合，1人1人について50サイクル分の計算を行って挙動を記録するため，50回×人数分の計算が生じる．どの程度の人数でシミュレーションを行うかについての明確な基準はないものの，ある程度結果を安定させるためには，1,000人〜10,000人程度は必要になってくる．単純なモデルであれば数秒間が数分間になるにすぎないが，複雑なモデルの場合は分析の所要時間も問題になりうる．

　モンテカルロシミュレーションは，マルコフモデルの基本構造を保持しつつ，計算方法のみを変化させた手法である．一方で，疾患によっては，マルコフモデルとは全く違うモデルが必要になることもある．

　より高度なモデルはさまざまあるが，最近一部で使用されているのが離散イベントシミュレーションモデル（discrete event simulation モデル，DESモデル）である．DESモデルは，個々の患者の挙動を記録するという意味ではモンテカルロシミュレーションに近いが，大きな違いは「サイクルの長さ」という概念を排除したことである．マルコフモデル（と，その派生形のモンテカルロシミュレーション）では，健康状態の移行はサイクル間にしか発生しない．一方DESモデルは，任意のタイミングで状態移行を起こすことができ，複数回の介入を組み込むことも容易にできる．筆者が過去に行った例では，禁煙治療の評価がある．1回のみの禁煙チャレンジで禁煙に成功する人は少なく，通常は複数回のチャレンジを経て完全禁煙に至る．これまでのモデルでは，「複数回の禁煙チャレンジ」や「禁煙後ある程度時間が経った後に再喫煙」など，現実ではよく起こりうる状況の再現が困難であった．制限の少ないDESモデルを使うことで，このような状況も加味した分析が可能になった．もちろん自由度が高い分，組み込まねばならないデータは多く，分析の所要時間も増える．新たなモデルの一例として，ここで紹介した．

第11章

モデルを使った分析手法（3）
―感度分析―

　費用対効果評価を行う際，必ずついて回るのが，不確実性（uncertainty）の問題である．これまで例に使ってきた「100人中90人を救命できる新薬」「救命できたら平均5年間生存」「その間のQOL値は0.8」「新薬の費用は100人で1,000万円」の「救命90人」「5年間生存」「QOL値0.8」「費用1,000万円」は，すべて点推定値である．点推定値だけを拾っても，とりあえずICERの数値を算出することはできる．しかし，この値だけですべてを議論するのはやや無謀だ．どの数値にも曖昧さがある以上，それぞれの数値が変化した際に，どの程度結果（すなわち，ICER）が変動するかを確かめる必要がある．これが，本章のテーマである感度分析（sensitivity analysis）である．

　感度分析を，「分析に使った数値を変動させる分析」と捉えてしまうことがある．しかし変動させるだけでは不十分であり，それぞれの数値の変動が，最終結果であるICERにどの程度影響するかまでを評価して初めて，感度分析が完了したと言える．

11-1 ｜ 一次元感度分析

　もっとも単純な感度分析は，1つの変数の数値のみを変動させる一次元感度分析（one-way sensitivity analysis）である．先ほど列挙した「救命90人」「5年間生存」「QOL値0.8」「費用1,000万円」のような値から1つだけ選んだうえで，値を変化させつつICERの変化を追跡する．例えば，新薬の「救命90人」を，88人から92人まで動かしたとしよう．一次元感度分析では，あくまで1つの数字のみを変化させるため，既存薬の救命人数（85人）その他の数字は固定しておく．ICERの単位は，生存年数に設定しよう．

　救命人数が何人でも，増分費用は1,000万円－200万円＝800万円と不変で，増分効果のみが変化する．

　救命人数が88人ならば，88人－85人＝3人救命増加だから，生存年数としては3人×5年＝

表 11-1　一番単純な感度分析（一次元感度分析）

	100 人あたり 救命人数	100 人あたり 費用	ICER
新薬	90 人	1,000 万円	
既存薬	85 人	200 万円	
差分	＋5 人	800 万円	800 万円÷5 人＝160 万円/1 人救命増加

「90 人救命」の，90 人を変動させる→1 つだけ動かす「一次元感度分析」

15 年増加する（救命時の期待余命は 5 年間）．そのため，ICER は 800 万円÷15 年＝53 万円/年
となる．

　救命人数が 92 人ならば，92 人－85 人＝7 人救命増加だから，生存年数としては 7 人×5 年＝
35 年増加する．そのため，ICER は 800 万円÷35 年＝23 万円/年となる．

　結局，ICER の変動範囲は 23 万円～53 万円/年となる．点推定値 90 人を使った時の ICER
は，800 万円÷((90 人－85 人)×5 年)＝32 万円/年だった．新薬の効き目を低く見積もって 88 人
を使えば ICER は 53 万円に「悪化」し，高く見積もって 92 人を使えば 23 万円に「改善」する
ことになる．

表 11-2　**新薬の救命人数のみを動かす一次元感度分析**（救命人数を 88 人から 92 人まで動かしたら？）

新薬の 救命人数	88 人（下限）	90 人 （ベースライン）	92 人（上限）
増分効果	88 人－85 人＝＋3 人	90 人－85 人＝＋5 人	92 人－85 人＝＋7 人
増分費用	一定 1,000 万円－200 万円＝800 万円		
ICER	800 万円÷3 人＝267 万円/救命	800 万円÷5 人＝160 万円/救命	800 万円÷7 人＝115 万円/救命

ICER は，115 万円から 267 万円まで変動

　不利に見積もれば ICER が悪化し，有利に見積もれば ICER が改善するのは，ある意味当然の
ことである．有利・不利どちらに見積もることも，それなりに意味をもつ．ただ，より大事なの
は，不利に見積もった際の結果である．この場合なら，救命人数を 88 人と低く見積もった際の
ICER は 53 万円である．「有利な仮定を置いた時に，費用対効果がよくなった」「不利な仮定を
置いたとしても，依然として費用対効果はよかった」…分析としての説得力が大きいのは，当然
後者であろう．不確実性を考慮しても，最終結果（費用対効果の良し悪し）への影響が小さいこ
とを，結果が頑健（robust）である・頑健性（robustness）が高いと表現する．感度分析の目的
は，頑健性を評価するところにあるとも言える．

　感度分析の方向性として，新薬にとって不利もしくは控えめな方向の仮定を行うことを，保守
的（conservative）な仮定と呼ぶ．複数の仮定のうち，どちらが正しいかを決めかねる（情報が
ない）時には，費用対効果の評価では「真ん中をとる」のではなく，保守的な仮定を置くのが原
則である（有利な仮定，すなわち「92 人救命」に対応する表現は強いて言えば楽観的（optimis-

第 11 章　モデルを使った分析手法（3）―感度分析―　　*89*

tic）な仮定となるが，あまり一般的な表現ではない）.

11-2 一次元感度分析の表現法とは？

　最初の例では，新薬の救命人数を変化させた．もちろん，これ以外の数値，例えば既存薬の救命人数や新薬のコスト，救命後の生存年数なども，動かす必要がある．動かす数値と変動範囲を，表 11-3 にまとめて示した.

表 11-3　他の変数も，動かしてみたくなる…

変　　数	下　限	元々の値 （ベースライン）	上　限
新薬救命人数	88 人	90 人	92 人
既存薬救命人数	84 人	85 人	86 人
新薬コスト	5 万円/人	10 万円/人	15 万円/人
既存薬コスト	1 万円/人	2 万円/人	3 万円/人
救命後の生存年数	2 年	5 年	8 年
救命後の QOL 値	0.6	0.8	1.0

　それぞれの変数について，1 QALY 獲得あたりの ICER を計算すると，以下のようになる．そのまま結果を示してもよいが，見通しをよくするために，次のような図がよく使われる（図 11-1）.

　まず，各変数を ICER の変動幅が大きい順に並べ替える．変数自体の動かす幅ではなく，結果である ICER の変動幅で並べ替えることがポイントである．その後，ICER の変動幅を積み重ねていってグラフをつくる．中央付近の "EV" は expected value，すなわちすべての値に点推定値を当てはめた時の数値を指している．上から順に見ていくことで，結果への影響がもっとも大きいのが「救命後の生存年数」であることもわかる.

　この場合，どの変数を動かした場合でも，ICER の最大値は 100 万円で，費用対効果のおおよその閾値である 500 万～600 万円/QALY を十分に下回っている．それゆえ，全体的には頑健性が高く，「費用対効果に優れる」という結論の信頼性は高いと考えられる.

　このようなグラフ（ICER の変動幅が大きい順に上から並べたグラフ）を，竜巻になぞらえて "tornado diagram" と呼ぶ.

　tornado diagram を描くと，どの変数の不確実性が結果への影響が大きいのかを視覚的に捉えることができる．また，追加的な研究をする価値の有無を判断することもできる．例えば，今の例で「既存薬のコスト」は，1 万円から 4 万円まで動かしても，ICER の数値は変わらない．だとすれば，さらに労力をかけてコストの変動幅を「1.5 万円から 2.5 万円」まで狭めたとしても，そのことにともなうメリットはあまり大きくない．その一方で，影響がもっとも大きい救命

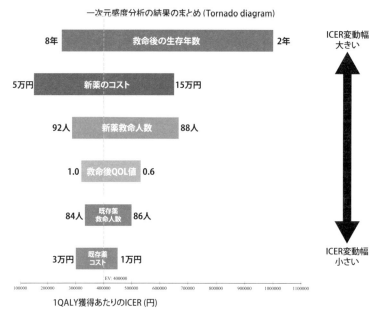

図11-1 さまざまな変数を動かすと,どうなる？（tornado diagram）

時の生存年数のデータならば,追加的なデータ収集を行う価値は高いと考えられる.

もっとも,tornado diagramはあくまでその変数しか動かしていないため,重要度を正確に示した指標とは言いがたい部分もある.より精緻に追加的な研究の価値を測る手法としては,EVPI（expected value of perfect information）などがあるが,ここでは名称を紹介するのにとどめる.

11-3 二次元感度分析・三次元感度分析…多次元感度分析

1つの数値のみを動かして結果への影響を見るのが一次元感度分析ならば,当然2つ以上の数値を動かす感度分析も考えられる.例えば,新薬の費用と効果の2つの数値を変動させるならば,二次元感度分析として定義される.

仮に,費用を1人あたり5万円から15万円（100人で500万円から1,500万円）,救命人数を88人から92人まで動かしたときを考えよう.点推定値10万円・90人だったから,費用について（5万円・10万円・15万円）の3通り,効果で（88人・90人・92人）の3通り,トータルで3×3=9通りのシナリオを考えることになる.

例えば（5万円,88人）ならば,既存薬のコストと効果が2万円・85人であることを考えて,増分費用が（5万円−2万円）×100＝300万円.増分効果は88人−85人＝3人救命.QALYの増分は,3人×4QALY＝12QALYなので,ICERは300万円÷12＝25万円/QALYとなる.同じように3×3=9通りの計算をすると,以下のようになる.

もっとも ICER が小さいのは，(5万円，92人) の 11万円/QALY．もっとも大きいのは，(15万円，88人) の 108万円/QALY である．ただ，条件を少し考えれば，前者はコストが最小・効果が最大，後者はコストが最大・効果が最小のケースである．コストも効果も新薬にもっとも有利な時に ICER が最大になり，両者ともに新薬にもっとも不利なときに ICER が最小になるという，ある意味で当然の結論が導き出される．

表 11-4　新薬のコストと救命人数を動かす二次元感度分析（1つの次は，2つ？）

		新薬のコスト（1人あたり）		
		5万円（有利）	10万円（ベース）	15万円（不利）
新薬の救命人数	88人（不利）	25万円/QALY	67万円/QALY	108万円/QALY
	90人（ベース）	15万円/QALY	40万円/QALY	65万円/QALY
	92人（有利）	11万円/QALY	29万円/QALY	46万円/QALY

「コスト・救命人数ともに一番有利」の時 ICER 最小
「コスト・救命人数ともに一番不利」の時 ICER 最大

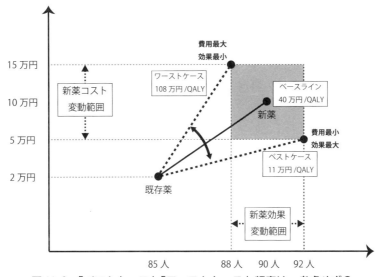

図 11-2　「ベストケース」「ワーストケース」頻度は，考慮せず？

「すべて新薬に有利」ならば ICER 最小，「すべて新薬に不利」ならば ICER 最大…という原理は，動かす数値をいくつに増やしても同じことになる．そして数値を増やせば増やすほど，当然に ICER の振れ幅は大きくなる．この場合，別の問題が起こりうる．

例えば，「欲張って」10個の変数を動かしたとしよう．10次元感度分析を独立に行った場合，「10変数とも新薬にもっとも有利（大当たり）」な場合が ICER 最小，「10変数とも新薬にもっとも不利（大ハズレ）」な場合が ICER 最小となる．しかし，10変数すべてで大当たりや大ハズレを引くケースは，現実的にはまれであろう．それでも，「変動幅を決めて，端から端まで数字を動かす」という感度分析のルールに従う以上は，「そんなことはめったに起こらない」ような頻

度の情報を組み込むことはできず，「極端から極端」への分析を行わざるを得ない．あらかじめ変動範囲を決めて端から端まで値を動かす感度分析を決定論的感度分析（deterministic sensitivity analysis：DSA）と呼ぶが，DSA で動かす変数を増やしていけばいくほど，結果はやや現実離れしたものになる．例で示したような単純なモデルですら，6 つの変数がある．通常の分析であれば，変数の数が 100 個や 1,000 個に達することも珍しくない．そのような状況下で「100 次元」「1,000 次元」感度分析を実行すれば，結果はどんな分析でも「dominant（安くてよく効く）から dominated（高くて効かない）」のような，意味のない数値しか得られなくなるだろう．

　二次元感度分析（あるいは，それ以上の多次元感度分析）は一見有用ではあるが，分析で実際に用いられることは少ない．変数が 100 個あるようなモデルでは，「1 つだけ動かして，残り 99 個の変数は固定（一次元感度分析）」と，「2 つだけ動かして，残り 98 個の変数は固定（二次元感度分析）」するのとを比べたら，残った不確実性は同程度である．かといって全部の変数を同時に動かしてしまうと，極端すぎる状況を仮定することになる．多くの変数を同時に動かしつつ，「頻度」の概念を組み込む分析が，次に紹介する確率感度分析（確率論的感度分析）である．

11-4 ┃ 確率論的感度分析とは？

　複雑なモデルを組めば，変数の数は指数関数的に増える．1 つや 2 つの変数を動かすだけで得られる情報は限られてくるが，全部まとめて動かすとあり得ない仮定を強いられる．…このような，決定論的感度分析の限界を克服するものとして多用されるのが，確率論的感度分析（確率感度分析，probabilistic sensitivity analysis：PSA）である．

　これまでの感度分析と大きな違いは，「頻度」の概念を組み込めることである．

表 11-5　ちょっと進んだ感度分析（確率論的感度分析，PSA）

*今までの感度分析：決定論的感度分析

種　類	値の動かし方	計算の回数
決定論的感度分析	上限と下限を決めて「端から端まで」	1 回だけ
確率論的感度分析	自分では決められない抽選箱の「クセ」を決定	何回も「くじ引き」

　　確率論的感度分析だと，「真ん中あたりの値が出やすい」ことを組み込める．

　確率感度分析では，数値の変動範囲を上限・下限で設定するのではなく，くじ引きで定める．もちろん，完全にランダムなくじ引きだと意味がないので，くじ引きの「クセ」を決めることができる．具体的には，「平均 90 人，標準偏差 1 人の正規分布」などのように，それぞれの変数に確率分布を当てはめる．どのような分布を当てはめるかに関し，明確なルールはないが，次のような分布がよく使われる．

● コストの分布：ガンマ分布

●「全体 N 人のうち，X 人にイベントが起きた」ような確率値：ベータ分布

● オッズ比やリスク比：対数正規分布

第 11 章　モデルを使った分析手法（3）―感度分析―　　*93*

表 11-6　主な分布の特徴

名　称	特　徴
正規分布 （normal）	通常のつりがね型分布 確率は小さくなるが，ずっと裾を引く
一様分布 （uniform）	定めた範囲の中で均等に分布
ベータ分布 （beta）	成功確率を臨床試験のデータから組み込む時に繁用 数値は 0 から 1 に制限
ディリクレ分布 （dirichret）	ベータ分布を「あるなし」から 3 値以上に拡張した分布 数値は 0 から 1 に制限
ガンマ分布 （gamma）	費用データに分布を当てはめる時に有用
ワイブル分布 （Weibull）	time-to-event analysis の時に有用
三角分布 （triangular）	最小・ピーク・最大の 3 点を決めれば OK

「N 人中 X 人」のようなデータで正規分布ではなくベータ分布を使うのは，正規分布で「平均±標準偏差」の形を設定すると，まれに X 人が 0 以下になったり（確率がマイナス），N より大きくなる（確率が 100％を超える）可能性があるためである．当然計算はエラーになってしまうが，ベータ分布を使えば，くじ引きで得られる値は 0 から 1 の間に限定されるので，エラーを未然に防げる．

確率感度分析を導入した理由は，「頻度」の概念を組み込むことだった．そのため，くじ引きの回数が少なくては意味がないので，通常は 1,000 回や 10,000 回など，十分に大きな回数くじ引きを行う．

例えば，新薬の費用と効果の 2 つの数値をそれぞれくじ引きで抽出する状況を考えよう．新薬の費用には「平均 10 万円，標準偏差 2.5 万円」の正規分布，新薬の救命確率には，「平均 90％・標準偏差 1％」の正規分布を当てはめたとする．統計学的には，平均値から ±1.96×標準偏差，すなわち「10 万円 ±1.96×2.5 万円」もしくは「90％ ±1.96×1％」の間に，全体の 95％のデータが含まれる．例えば 10,000 回くじ引きを行えば，まれに外れ値が出るものの，9,500 回は先ほどの範囲に収まることが期待される．これこそ，「頻度」の概念である．

1 回の試行で，費用のデータと効果のデータ，それぞれ 1 つずつデータが得られる．例えば費用が 10.3 万円，救命確率が 88％だったとしよう．この時の ICER は，（10.3 万円 − 2.0 万円）÷（（88％ − 85％）×5 年×QOL 値 0.8）で，69.2 万円/QALY となる．1 回試行をして，各抽選箱からの値が 1 つずつ出そろうと，ICER の値が 1 つ得られる形だ．

本来は 1,000 回や 10,000 回など，十分大きな値を設定して初めて意味をもつが，ここでは見通しを利かせるために，20 回の試行結果を示そう．20 回試行すれば，各変数について 20 回くじ引きがなされ，増分費用と増分効果の値が 20 個得られる．これをプロットしたのが図 11-3 である．この図を scattered plot と呼ぶ．

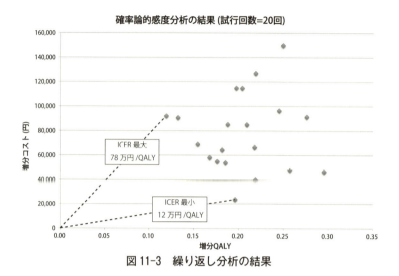

図 11-3　繰り返し分析の結果

　ICER は最大で 78 万円/QALY，最小で 12 万円/QALY となった．ただし，結果を「12 万円から 78 万円」とまとめてしまっては，確率感度分析を実施する意味がない．最大値と最小値だけ表示するのではなく，頻度の発想を組み込む必要がある．これを図形的に解決するのが，次に紹介する費用対効果受容曲線（許容可能性曲線，cost-effectiveness acceptability curve：CEAC）である．一般的には，単に acceptability curve と呼ばれることが多い．

11-5　許容可能性曲線と散布図の関係は？

　通常レベルの閾値（1 QALY あたり 500 万～600 万円）ならば，今回の「最大 78 万円」という結果であれば十分に許容可能だろう．ここでは説明のために，例えば閾値を 20 万円に設定した時を考える．先ほどの散布図に，閾値 20 万円の直線を追加したものを考えよう．決定論的感度分析とは異なり，確率感度分析の場合は 1 回 1 回のくじ引きデータが残っているので，「何勝何敗」だったかをカウントできる．20 万円の直線の下側（ICER＜20 万円）に 4 個，上側（ICER＞20 万円）に 16 個点があるので，20 万円の時の許容確率は 4/20＝20％と判定できる（図 11-4）．

　これを拡張して，閾値をゼロから無限大まで変化させた時に，許容される確率（すなわち，ICER の値が閾値より小さくなる確率）がどう変化するかを考える（96 ページ，図 11-5，図 11-6 参照）．

　20 回の試行の最小値は 12 万円だったから，ゼロから 12 万円以下では許容確率はゼロである．12 万円で 1/20＝5％となり，その後は次第に許容確率が上昇していく．20 個の最大値は 77 万円だったので，77 万円で許容確率は 20/20＝100％となり，その後は常に 100％となる．このように，散布図（scattered plot）のデータを参考にしつつ，ICER の値とその時点での許容確率をプロットすると，単調増加の曲線が描ける．この曲線こそが，許容可能性曲線である．

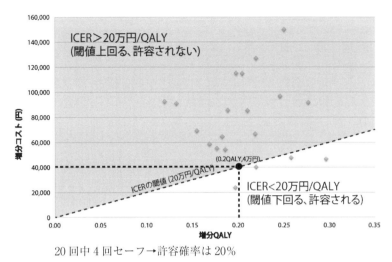

20回中4回セーフ→許容確率は20％

図11-4　例えば，閾値が20万円/QALYだったら？

　許容可能性曲線を使うと，例えば「ICERが500万円/QALYを下回る可能性は80％，1,000万円/QALYを下回る可能性は100％」など，頻度の概念を組み込んだ評価ができる．

　フランスのHTA機関HASは，許容可能性曲線を描画したうえで，「許容確率50％のICER」「許容確率75％のICER」のように，許容確率が一定の値に達するポイントのICERの数値を表記するように求めている．英国のように費用対効果の閾値を定めていないため，逆に確率が一定の値に到達するICERの値を要求する形である．

　日本の費用対効果評価ガイドラインでは，一次元感度分析をtornado diagramを用いてまとめたうえで，確率感度分析の結果をscattered plotおよびacceptability curveで表示することを推奨している．なお，上のフランスの例からも推察されるように，通常の有意差検定のように「許容される確率が95％以上なければ費用対効果がよいとは言えない」のような運用はなされておらず，確率感度分析と許容可能性曲線の扱い方はある程度書き手に一任されているのが現状である．

11-6　そもそも，変動範囲をどうやって決めるか？

　ここまで述べてきたように，感度分析の肝は「値を動かした時に，それが最終結果にどんな影響を与えるか」さらには「結果の頑健性はどれほどか」を評価することにあった．

　どのような変数を動かすかももちろん大事だが，もう1つ肝要なのが，各変数の動かす範囲の設定である．決定論的感度分析ならば上限と下限の決定，確率感度分析ならば当てはめる分布の特性値（平均値と標準偏差など）の決定に相当する．当たり前の話だが，人為的に変動幅を狭くしてしまえば，「結果への影響は小さかった」のような結論を簡単に導けてしまう．そのため，

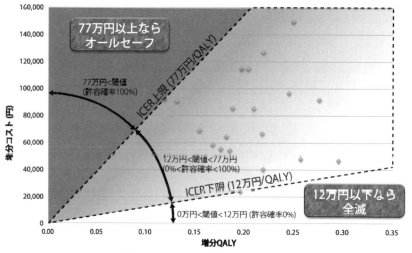

図11-5 合格ラインを移動させて，合否の確率を評価

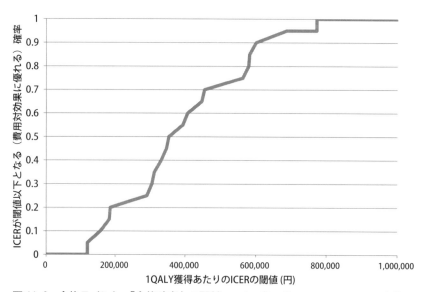

図11-6 合格ラインと，「合格確率」の関係 cost-effectiveness acceptability curve

動かす変数の選び方のみならず変動範囲を決める際にも，95％信頼区間など，ある程度根拠をもって設定する必要がある．

　もっとも，すべての変数について変動範囲の設定根拠が得られることは，むしろまれである．コストデータやQOL値などは，点推定値しか得られないことも少なくない．そのような場合は「±10％」「±25％」など，人為的な範囲に設定することが現実的には不可避になる．分析の限界として，認識しておくべき点であろう．

第12章

医療制度のはなし

　半世紀以上の長きにわたって日本では，「国民皆保険制度」という言葉が「すべての国民が公的医療制度に加入できる（実質的には，加入する義務がある）」状態という本来の定義を超えて，「その公的医療制度でほぼすべての医薬品が賄われる」状態として理解されてきた．

　高く評価されてきた日本の医療保険制度であるが，財政面では大きな課題に直面している．国民医療費は，2013年（平成25年度）には初めて40兆円を超え，GDPに占める割合も8.29％と過去最高になっている（図12-1）．2010年（平成22年）の厚生労働省の試算では，2025年には国民医療費は52.3兆円に達すると見られている．医療費増大の要因としては，高齢化だけでなく，医療技術の高度化も関与している．例えば2015年のデータでは，国民医療費の伸び率3.8％に対して，高齢化の寄与が+1.2％，人口変動の寄与が−0.1％（人口減少のため，マイナスの値），そして医療技術の高度化などを含む「その他」の要因が+2.7％と，高齢化以外の要因の寄与が大きくなっている．「その他」の要因の寄与割合2.7％は，2000年以降でもっとも大きな数値でもある（図12-2）．

　医療費の増大に対しては，これまでは保険料率の改定に加え，高齢者の自己負担額の段階的な引き上げ（2001年定率負担導入，2002年から現役並み所得者の自己負担割合引き上げ，2014年から70〜74歳の自己負担割合引き上げ）や，被用者保険の自己負担割合引き上げ（1997年から2割，2003年から3割）など，「広く薄く」負担を上乗せする形で対応を試みてきた．最初に述べた「日本流の国民皆保険」，すなわち「ほぼすべての薬を，ほぼ同じ条件で給付する」原則は崩さずに，皆の負担を少しずつ増やす方向を貫いてきた．

12-1 ｜ 国民皆保険・UHCとは？

　国民皆保険すなわちUHC（universal health coverage）は，世界的には「すべての人が必要な保健サービスを金銭的な困難なく享受できること」と定義される．UHCの達成度合いは3つ

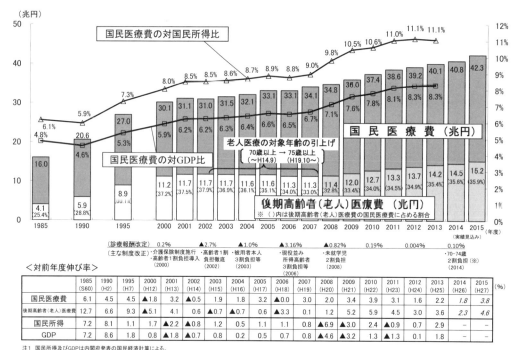

図 12-1 医療費の動向
(医療費の伸びの要因分解, 平成 28 年 9 月 15 日, 厚生労働省保険局)

の軸, すなわち「保健システムがカバーする人口」「保健システムがカバーするサービス」「患者の自己負担金額」で評価され, 必然に「より多くの人に, より多くの保健サービスが, より低廉な自己負担で提供されている」ほど, 理想的な状態とされる. それゆえ, 「すべての医薬品をカバーすること」は決して必須条件ではなく, いわゆる「皆保険」を導入している国であっても, 承認されている医薬品を一律に公的医療制度でカバーするのはむしろ例外的である.

承認されている医薬品のうち, 「全部」ではなく「一部」をカバーする, もしくは自己負担割合・給付価格などに傾斜をつける…となれば, 何らかの基準を用いてカバーの可否や, 自己負担割合・給付価格を決める必要が出てくる. 諸外国では, この基準の一部として医療技術の効率性・費用対効果のデータを用いる動きが進んでいる.

「費用対効果評価を導入したからアクセス制限(一部の薬のみが給付される)が生じた」という誤解もあるが, そもそもある国の UHC システムが全部の薬をカバーする形態をとらないならば, カバーの可否を決める際に何らかの基準を当てはめることは不可欠である. アクセス制限の必要性が先に存在し, 制限の可否の評価基準の 1 つが「たまたま」費用対効果評価なのであって, 「費用対効果評価を導入したからアクセス制限が生じた」は因果が全く逆である. もし費用対効果の評価を消し去れたとしても, 別の基準を使ってアクセス制限が継続されるに過ぎず, 日本のようにすべての薬がカバーされる世界は決してやってこない.

第12章　医療制度のはなし　**99**

表 12-1　医療費の「その他」を要因とする伸び

○　人口及び報酬改定の影響を除いた医療費の伸びは近年1%程度であったが，平成27年度は3%近い水準．この「その他」の要因には，医療の高度化，患者負担の見直し等種々の影響が含まれる．

	平成15年度(2003)	平成16年度(2004)	平成17年度(2005)	平成18年度(2006)	平成19年度(2007)	平成20年度(2008)	平成21年度(2009)	平成22年度(2010)	平成23年度(2011)	平成24年度(2012)	平成25年度(2013)	平成26年度(2014)	平成27年度(2015)
医療費の伸び率　①	1.9%	1.8%	3.2%	−0.0%	3.0%	2.0%	3.4%	3.9%	3.1%	1.6%	2.2%	1.8%	3.8%
診療報酬改定（消費税対応分を除く）　②		−1.0%		−3.16%		−0.82%		0.19%		0.004%		−1.26%	
人口増の影響　③	0.1%	0.1%	0.1%		0.0%	−0.1%	−0.1%	0.0%	−0.2%	−0.2%	−0.2%	−0.2%	−0.1%
高齢化の影響　④	1.6%	1.5%	1.8%	1.3%	1.5%	1.3%	1.4%	1.6%	1.2%	1.4%	1.3%	1.2%	1.2%
診療報酬改定のうち，消費税対応の影響　⑤												1.36%	
その他（①−②−③−④−⑤）・医療の高度化・患者負担の見直し　等	0.2%	1.2%	1.3%	1.8%	1.5%	1.5%	2.2%	2.1%	2.1%	0.4%	1.1%	0.6%	2.7%
制度改正	H15.4 被用者本人3割負担等			H18.10 現役並み所得高齢者3割負担		H20.4 未就学2割負担						H26.4 70-74歳2割負担（※）	

注1：医療費の伸び率は，平成25年度までは国民医療費の伸び率，平成26年度以降は概算医療費（審査支払機関で審査した医療費）であり，医療保険と公費負担医療の合計である．

注2：平成27年度の高齢化の影響は，平成25年度の年齢階級別（5歳階級）国民医療費と平成27年度の年齢階級別（5歳階級）人口からの推計である．

注3：「診療報酬改定のうち，消費税対応の影響」とは，消費税率引上げに伴う医療機関等の課税仕入れにかかるコスト増への対応分を指す．

注4：平成26年度における診療報酬改定の改定率は，②と⑤を合計した0.10%であった．

※70-74歳の者の一部負担金割合の予算凍結措置解除（1割→2割）．平成26年4月以降新たに70歳に達した者から2割とし，同年3月までに70歳に達した者は1割に据え置く．

（医療費の伸びの要因分解，平成28年9月15日，厚生労働省保険局）

表 12-2　国民皆保険とは？

本来の国民皆保険	すべての人が公的医療保険に加入できる（実質的には加入が義務）
日本流国民皆保険	上の条件＋その保険ですべての薬を面倒見る

「ほぼ」すべての薬を面倒見るのは，むしろ例外的

　すべての薬がカバーされる状況に半世紀以上「慣れ親しんできた」日本にとって，何らかの形で給付にメリハリをつけること，さらには，公的医療制度での給付の可否や，給付価格の調整に「効率性」の軸を加えることは，「医療にオカネの話を持ち込むべきでない」「海外と違って費用対効果の考え方はなじまない」のような，ある意味情動的な意見のもとに阻まれることが多かった．しかしこの2〜3年間に「とてもよく効き，なおかつとても高額」な薬の上市が相次いだことで，議論の風潮は大きく変わった．

12-2 「黒船」の襲来

議論の風向きを変えるのに大きく「貢献」した3種の薬剤が，C型肝炎治療薬のソバルディ®（ソフォスブビル）およびハーボニー®（ソフォスブビル・レディパスビル配合剤），抗がん剤のオプジーボ®（ニボルマブ），高コレステロール血症治療薬のレパーサ®，プラルエント®（エボロクマブ，アリロクマブ）である．

表 12-3　3つの黒船

薬　剤	1か月の薬剤費	医療財政へのインパクト
ソバルディ® ハーボニー® （C型肝炎）	100万～160万円 （投与期間：3か月）	1,000億～2,000億円（最大）
オプジーボ® （肺がん）	260万円 （投与期間：不明）	30億円（メラノーマ） 1,000億～1兆円？？（肺がん）
レパーサ® プラルエント® （高脂血症）	4万円 （投与期間：不明）	500億円

(1) ソバルディ®，ハーボニー®

2015年5月に上市されたソバルディ®（C型肝炎治療薬）は，12週間投与の臨床試験でジェノタイプ2型のC型慢性肝炎・肝硬変患者に対して95％以上の有効率（SVR達成率）を示した．続いて同年8月に上市されたハーボニー®は，ジェノタイプ1型の患者に対して100％のSVR達成率を示した．著効を示すことは疑うべきもないが，上市時点での1コース12週間あたりの薬価がソバルディ®が500万円，ハーボニー®が670万円と高額であること，また対象患者数が多く，医療予算への影響が大きいことが議論の的となった．もともと肝炎領域には，患者自己負担が月1～2万円に抑制される医療費助成制度が整備されていた．助成の対象になるのは薬剤費全額ではなく，高額療養費制度で給付される金額との差額である．ただ，患者自己負担が低く抑えられている分，国や自治体の負担は大きくなり，財政影響の問題も無視できなくなる．

(2) オプジーボ®

続いてオプジーボ®である．2014年9月に，メラノーマ（悪性黒色腫）の治療薬として薬価収載された際には，もともと適応患者数が少ないこともあり，費用の問題はそれほど論点になっていなかった．薬価収載時の企業提出資料によれば，メラノーマの適応ではピーク時の患者数が470人，売上げは31億円である．

オプジーボ®のような類似薬のない医薬品は，製造原価に利益率を上乗せして薬価を定める（原価計算方式）．利益率に関しては，有効な治療薬が久しく登場していなかった悪性黒色腫領域の新薬であることや，作用機序が全く新しいものであることなどが考慮され，通常よりも高め

（通常 16.9%，オプジーボ® 27.0%）の数値が適用されている.

　そして「製造原価」には，薬剤そのものの製造コストだけでなく，臨床開発のコストも含まれる. 薬価は大ざっぱに表現すれば，総コストを想定患者数で割り算して求められる. 製造コストはある程度想定患者数に比例するだろうが，臨床開発コストはそうはいかない. 患者数が 100 分の 1 の希少疾患でも，研究開発や臨床試験の費用は 100 分の 1 にはならない. すると，患者 1 人あたりの開発コストはどうしても高くなる.

　オプジーボ® が 2015 年 12 月に非小細胞性肺がんに適応拡大がなされると，薬価の高さと医療財政への影響の双方が議論になった.

　現行（オプジーボ® 以前）の薬価算定システムでは，薬価申請時の適応疾患のみを考慮して薬価をつけることがルールであった. それゆえ，他のがんへの適応拡大が「見込まれた」としても，あくまで最初の薬価は悪性黒色腫をベースに算定された. もちろん，最初に患者数の少ない疾患で薬価収載され，その後適応が広がった薬剤は，オプジーボ® 以外にも関節リウマチの生物学的製剤など，他の領域の薬剤でもすでに存在していた. オプジーボ® の場合は単価が高いこと，元適応（メラノーマ）と拡大後の適応（非小細胞性肺がん）の患者数の差が大きいことに加え，後述のように財政影響に対する注目が非常に高まったことも，「例外的」な対応が求められる一因となった.

　「年間 3,500 万円で 5 万人が使用すると，オプジーボ® 単剤で 1 兆 7,500 億円に達する」のような試算も，広範囲に報じられた. 肺がんに対するオプジーボ® の臨床試験結果によれば，オプジーボ® と対照薬ドセタキセルの全生存期間はそれぞれ 9.2 か月と 6.0 か月で，「5 万人の患者が 1 年間使う」という仮定はやや過大推計である. ただ，適応拡大によって医療予算への影響が激変したことに現行の薬価システムが対応しきれないことが，議論のきっかけとなったことは間違いない.

　定められた期間（3 か月）投与し続ければほぼウイルスを除去でき，治療終了となるソバルディ® やハーボニー® とは異なり，抗がん剤であるオプジーボ® は投与終了のタイミングが不確実である. なおかつ，転移や再発が起これば次の治療法に移行する（すなわち，その薬剤の投与は終わる）通常の抗がん剤とは異なり，オプジーボ® はいったん増悪しても再び腫瘍が縮小する偽増悪（pseudo progression）が見られることも，投与期間の見極めをさらに難しくした.

(3) レパーサ®

　そしてレパーサ® だ. 2016 年 4 月に高コレステロール血症の治療薬として薬価収載され，1 年間の薬価は 1 人あたり約 50 万円と，「ソバルディ®，オプジーボ® と比較すれば」かなり低額である. しかし対象疾患が生活習慣病であり，想定患者数が膨大になることから，中医協の場でも適応患者を家族性コレステロール血症に限定すべきなどの意見が出た.

　注目すべきは，これら高額な薬剤のあり方を議論する際に，医療予算への影響を問題視する意見，保険適用の制限を主張する意見が，保険者のみならず医療提供者側からも出てきたことである. 今までのように「全薬剤が保険でカバーされる」制度を聖域化する議論から，財政状況その

他を考慮して最適な医療システムを維持していく方法を考える方向へ世論が転換したことの意義は大きい．その意味で，筆者は先の3種の薬剤を講演では「黒船」と表現している．

　大きく売上げを伸ばした（もしくは，売上げの伸びが見込まれる）「黒船」に対して，その財政影響さらには保険制度そのものへの影響を緩和すべく，さまざまな対策が講じられた．

　まずはソバルディ®・ハーボニー®に対してである．5月発売のソバルディ®，9月発売のハーボニー®は，年度内（2016年3月まで）の売上げでも前者が1,500億円，後者が2,700億円となり，15年度の医療用医薬品国内売上高のトップ2を占めた．

　企業側が提出していたピーク時の売上げ予測は，ソバルディ®が987億円（1.9万人），ハーボニー®が1,190億円（1.8万人）であり，ソバルディ®は1.5倍，ハーボニー®は2.1倍となる．

　「対策」としてすぐに考えられるものは，再算定（市場拡大再算定）による引き下げである．市場拡大再算定のルールは，単純化すれば「売上げが予測を大きく上回った薬剤の価格を下げる」ルールだが，適応には若干のハードルがあった．確かに予測売上げを大きく上回っているが，両剤ともに「類似の薬と1日薬価を揃えたうえで，必要に応じてボーナス（加算）をつける」類似薬効比較方式で薬価が算定されていた．オプジーボ®の項で紹介した原価計算方式とは異なり，「同じ価値のものには同じ値段をつける」システムと言える．

　類似薬効比較方式で算定された薬剤に再算定の網をかけるためには，これまでの規定では売上げだけではなく「使用実態が著しく変化した（適応拡大など）」事実が必要であった．

　ソバルディ®やハーボニー®の1世代前に出ていたインターフェロンフリーの治療薬ダクラタスビル（ダクルインザ®），アスナプレビル（スンベプラ®）は，上市当初（2014年）は「インターフェロンが効かなかった・使用不能」の患者に限定されており，その制限が2015年に外されたために，「使用実態が著しく…」の条件を当てはめることができた．

　上市されたばかりで，適応拡大もないソバルディ®やハーボニー®に，「変化」の網をかけるのは不可能である．これを受けてか，2016年11月に新たなルールが策定された．

　新たなルール・特例再算定（市場拡大再算定の特例）は，年間売上げ高が基準値を超えたものについては，「著しい変化」の有無に関わらず再算定の対象とするものである．具体的には，年間売上げ1,000億～1,500億円の製品では最大25％，1,500億円以上の製品では最大50％の引き下げ幅が適用される．引き下げ幅は予測売上げ額と実際の売上げ額の比に応じて上昇し，1,000億～1,500億円の製品では2倍強で最大25％，1,500億円以上の製品では3倍で35％，4倍で42％，5.6倍以上の売上げで最大50％の引き下げとなる（図12-3）．

　年間売上げの実測値は，2015年9月の1か月間の売上げを12倍することで推計された．ソバルディ®は1,500億円を上回ったためにこの特例再算定の対象となり，ハーボニー®も「ソバルディ®の類似品」として再算定の対象となった．売上げ比から算出された引き下げ幅は，2剤ともに31.7％である．

　そしてオプジーボ®である．オプジーボ®の肺がんへの効能追加は2015年12月で，2016年4月の引き下げは免れた．通常ならば2018年4月に再算定の対象になるところである．しかし，

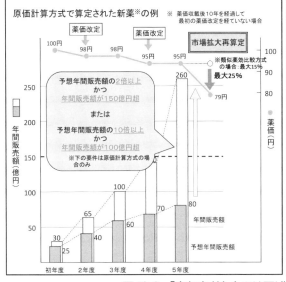
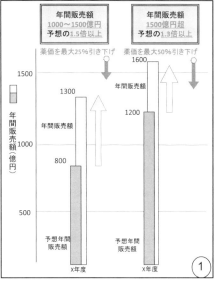

図12-2 「売れすぎたものは下げる」市場拡大再算定
（中央社会保険医療協議会 薬価専門部会（120回）議事次第）

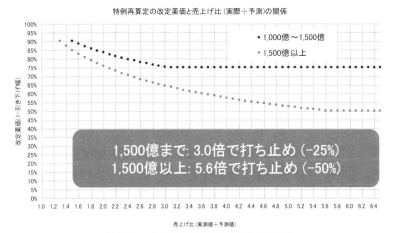

図12-3 特例再算定の引き下げ幅は？

高額薬剤とその薬価・財政影響への注目の高まりもあり，悪性黒色腫への適応を基礎として算定された薬価を2年間維持することを問題視する議論が次第に熱を帯びてきた．

2016年8月の中央社会保険医療協議会（中医協）薬価専門部会で，厚生労働省から期中改定，すなわち2年ごとの改定を待たずに臨時に薬価を引き下げる仕組みをつくることが提案された．業界を中心に反対意見も出たものの，2016年11月の部会で承認され，先ほどの「特例再算定」を臨時に適用するルールを新たに定めた．

企業から提示されたオプジーボ®の年間予想出荷額は，1,262億円であった．1,262億円を特例

再算定の基準に当てはめれば，「売上げ1,000億～1,500億」の製品として，最大25%の引き下げ幅となる．しかし実際には，1,262億円は「出荷額」であり，実際の売上げはそれよりも大きくなる．流通経費7%，消費税8%，さらに卸値と薬価の乖離率3.45%（がん領域の平均の乖離率6.9%の半分程度と仮定）を乗じた予測売上げは，1,516億円．基準の分かれ目となる1,500億円を，わずかに上回った．

　もともとの予測売上げは31億円だったので，実売上げとの比は50倍弱となり，50%引き下げとなる限界値5.6倍を大幅に上回る．この試算に基づいて，オプジーボ®の薬価は2017年2月から50%引き下げることが決まった．

表12-4　オプジーボ®，何%下げられる？

＊企業提出の予測売上高は1,260億円
＊流通経費・消費税・薬価と卸値の差額を加味すれば「ギリギリ」1,500億円を超過
〈参考〉　オプジーボ点滴静注の平成28年度販売額（薬価ベース）の推計について

$$1260\text{億円} \div (1-0.07) \times 1.08 \div (1-0.069 \div 2) + \underset{\substack{\text{効能追加分}\\\text{平成28年度分}}}{X\text{円}} = \boxed{1516\text{億円}} + X\text{円}$$

※1 流通経費	※2 消費税	※3 乖離率

　あわせて2016年8月に，オプジーボ®とレパーサ®を対象として「最適使用ガイドライン」の作成が提案された．実質的には，薬剤の使用条件にある程度の「縛り」をかける機能をもつ．ガイドラインから外れた使用法については保険給付の対象外とすることも議論され，実質的には「保険適用範囲の制限」の機能を併せもつことになった．

　「黒船」以降，薬の有効性や安全性のみならず，どのように医療保険制度を持続させていくかの議論が高まったことは意義深い．「医療でオカネの話をすること」が，タブー視されなくなったことは画期的とも言える．

　しかし，ここまで紹介してきた議論は，どちらかと言えば「オカネ」の話に集中しすぎている部分もある．医療予算全体への影響，いわゆるバジェット・インパクトが重要なのは必然だが，「極めて高いが極めてよく効く薬」と「極めて高いのにあまり効かない薬」を切り分ける費用対効果の評価がなければ，医薬品の価値を正しく評価することは難しい．

第13章

費用対効果の政策応用（海外編）

13-1 はじめに

　第 12 章では，オプジーボ® やソバルディ® などの高額薬剤の登場により，「医療でオカネの話をすること」がタブー視されず，むしろ必然に議論されるようになったことを紹介してきた．

　お金の話と本気で向き合えるようになったことは，持続可能な医療制度を考えるうえでは非常に有意義である．その反面，両薬剤の価格引き下げに関する議論が，財政への影響さらには単純な「薬剤の総売上げ」「薬剤の単価」に集中しすぎていたことは否めない．

　単に医療費・薬剤費の削減のみを目的とするならば，売上げ高のみを基準に価格を下げることはもちろん有用であろう．しかし，医療財政全体への影響を考える際には，薬剤費のみならず将来削減しうる医療費の考慮も必要である．また，医薬品の生み出す健康面のメリット，すなわち健康アウトカムの改善効果も，必然に考慮すべき要素である．

　それゆえ，医薬品の価値を正しく評価しつつ，効率的な医療を実現していくためには，「極めて高いが極めてよく効く薬」と「極めて高いのにあまり効かない薬」を切り分ける費用対効果の評価を組み込むことが重要である．

　この章では，世界各国での費用対効果の使われ方について紹介したい．

13-2 HTA とは？

　いわゆる「費用対効果評価」を指す表現として，HTA，費用対効果評価，薬剤経済評価，医療経済評価，臨床経済評価などいろいろな言葉がある．ゴロのよさと覚えやすさから，「HTA」が使われることも多い．しかし HTA の正式名称は "health technology assessment"，日本語なら医療技術評価．「経済」「費用」「費用対効果」のような文言は，どこにも見あたらない．

実際，HTA に関連する 55 の機関の連合である INAHTA（International Network of Agencies for Health Technology Assessment）の 2002 年の定義によれば，HTA は「医療技術の開発・普及・使用にともなう，医学的・社会的・倫理的・経済的な影響について研究を行う，学際的な政策分析領域」とされる．

表 13-1　HTA って？

＊広義の health technology assessment（INAHTA の定義）
　＊医療技術の開発・普及・使用にともなう，医学的・社会的・経済的な影響について研究を行う，学際的な政策分析領域
＊狭義（本書）の HTA
　＊費用対効果評価をもとにして薬の給付の判断や価格設定を行うことで，効率的な医療の実現を目指す研究領域

定義から見てとれるように，HTA は，必ずしも費用対効果評価のみを指すものではない．有効性や安全性のみに焦点を当てた研究でも，広義の HTA に含まれることは十分にあり得る．もっとも，「HTA の政策応用」や「HTA の導入」，「中医協での HTA の議論」など，いわゆる「費用対効果評価」を指す表現として HTA を使う場合も多い．この場合の HTA は，「費用対効果評価をもとにして医療技術の給付の判断や価格設定を行うことで，効率的な医療の実現を目指す研究領域」と定義される．広義の HTA と狭義の HTA とで，守備範囲は大きく変わる．

定義のしかたで意味が大きく変わる以上，どちらの意味で使われているかは注意深く判断する必要がある．表 13-2 に，英国，フランス，ドイツ，オーストラリアにおける HTA 機関の役割を示した．英国では NICE（National Institute for Health and Care Excellence），フランスでは HAS（Haute Autorité de Santé），ドイツは IQWIG（Institut für Qualität und Wirtschaftlichkeit im Gesundheitswesen），オーストラリアでは PBAC（Pharmaceutical Benefits Advisory Committee）が HTA 機関として活動している．4 機関の中で，「経済評価の政策応用」を専業としているのは PBAC のみである．世界的に見ても，いわゆる HTA 機関で専業スタイルをとる機関はむしろまれで，通常は他の機能を兼ねている．

表 13-2　英国・ドイツ・フランス・オーストラリアの HTA の使われ方

	HTA の活用の場	どんなシステム？
英国 NICE	公的医療制度 NHS での 給付の可否	保健省が指定した薬剤（主に高額の薬剤） NICE が「推奨」すれば使用可能
フランス HAS	給付価格の 調整	追加的有用性のレベルで給付価格決定 高めの給付価格を希望する薬剤の場合は経済評価の添付が必要
ドイツ IQWIG	価格について 揉めた時の 「最終手段」	追加的有用性あれば価格交渉 交渉が揉めた時に最終的に経済評価実施 ただし，現時点で適用例はない
オーストラリア PBAC	PBS での 給付の可否	PBS（処方せん薬の給付制度）収載を希望する場合は，すべての新薬で経済評価必要

通常は，製薬企業が，まず自社の医薬品について費用対効果の評価を実施し，HTA 機関がレビューを行う．HTA 機関はレビューをしたうえで，費用対効果以外の要素をさまざま勘案し，給付の可否や価格設定についての推奨を出す．出した推奨に基づいて，保健行政機関が最終の意思決定を行う．

企業の実施した費用対効果評価と，HTA 機関のレビューを「**アセスメント**」，HTA 機関が行う費用対効果以外の要素の考慮を「**アプレイザル**」，保健行政機関の最終意思決定を「**ディシジョン**」と呼んでいる．

英国やオーストラリアは，公的医療制度での給付の可否の判断に経済評価を用いる．NHS（National Health Service，国民保健サービス）は英国の公的医療制度，PBS（Pharmaceutical Benefits Scheme）はオーストラリアの公的医療制度のうち，処方せん薬をカバーするシステムの名称である[1]．英国 NICE では保健省が指定した薬剤（主に，高額かつ医療予算へのインパクトが大きい薬剤）のみが対象となる一方，オーストラリア PBAC では給付を希望するすべての処方せん薬が対象になる．

フランスとドイツは価格調整に使うのが原則である．しかし両国で，その活用実態は大きく異なる．

フランス・ドイツの両国で価格設定の基礎となるのが，既存の医療技術と比べて臨床的に優れている点があるかどうか，すなわち追加的有用性（相対的有用性）の有無である．大ざっぱに表現すれば，「追加的有用性があれば，今までの薬よりも高めの価格が交渉によって認められる」となる．追加的有用性の対義語が絶対的有用性で，こちらは無治療と比較して臨床的に優れているかどうかの評価である．追加的有用性の有無を価格に反映させることは，単純化すれば「今までの薬より高い値段を付けて欲しければ，今までの薬よりも優れていることを示すべき」という条件を課していることになり，ある意味で理に適ったシステムと言えよう．

表 13-3　追加的有用性とは？

相対的有用性（追加的有用性）	今までの薬と比べていいことある？
絶対的有用性	プラセボ・無治療と比べていいことある？

フランスは 2013 年 10 月から，一定レベル以上の追加的有用性の認定を希望し，なおかつ一定の市場規模（年間 2 億ユーロ以上）が見込まれる医薬品に関して，費用対効果のデータが要求されるようになった．これまで 3 年余りで，100 近くの医薬品・医療機器についてデータが添付されている（医療機器やワクチンにもほぼ同様の基準が適用され，データ提出例もある）．費用対効果の結果（増分費用効果比 ICER の大小）が価格に直結するわけではなく，あくまで追加的有用性のレベルは臨床的な有用性によって決定されるが，広義でも狭義でも HTA が政策応用され

---

[1] 英国・オーストラリア両国ともに，日本のような公的医療保険（保険料を徴収し，そのお金はもっぱら医療にのみ用いる）とは違い，ほぼすべての財源を税金で賄う形態をとる．いわゆる保険が存在しないため，公的医療「保険」ではなく，公的医療「制度」と表記している（後述）．

ていると言える．

　ドイツもフランスと同様に，追加的有用性（zusatznutzen）の有無によって価格を調整するシステムがある．具体的には，上市後1年間は企業の希望価格で給付され，その間にHTA機関・IQWIGが追加的有用性の評価を行う．IQWIGの評価に基づき，G-BA（連邦共同委員会）が有用性レベルの最終判断を行う．有用性ありの場合は保険者（spik）との価格交渉に進み，なしの場合は既存薬と同等の価格（参照価格）で評価される．追加的有用性の評価は費用対効果（狭義のHTA）とは無関係であるが，広い意味でのHTAには含まれる．

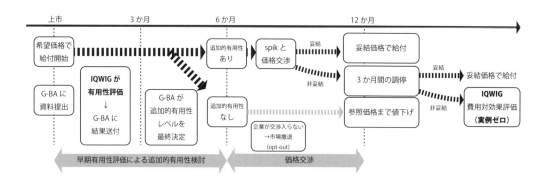

図13-1　ドイツの薬価制度の概略

　この流れの中で，保険者との価格交渉が不調に終わり，なおかつ調停も失敗した場合に，IQWIGが費用対効果の評価を実施することとなっている．しかし現段階では，費用対効果の評価が実施された例はなく，経済評価の政策応用という観点ではドイツは「先行」例とは言えない状況にある．

　抗てんかん薬Trobalt®（レチガビン）や降圧薬Rasilamlo®（アリスキレン＋アムロジピンの合剤）などのいくつかの医薬品が，追加的有用性が認められなかったことや価格交渉が決裂したことを理由に，ドイツの市場から撤退している．すぐ上で述べたように，ドイツでは経済評価が行われた事例はまだ存在しない．にもかかわらず，「ドイツでは経済評価を導入したために市場から撤退した例がある」などと論じられることがある．これは広義のHTAと狭義のHTAを混同し，なおかつHTA機関IQWIGの機能を誤解したことによるもので，HTAがどのような意味で使われているかは慎重に吟味する必要がある．

　公的医療制度での給付の可否に経済評価を用いる国は英国，オーストラリア以外にも，スウェーデンやカナダ，タイ，韓国など，多くの例がある．一方で価格調整に用いる国は，フランス以外にはまだ数少ない．ただし後に述べるように，給付の可否に使っている国でも，費用対効果の悪い医薬品について機械的に給付を拒否するのではなく，価格引き下げなどによって給付を

表 13-4　HTA 機関は HTA をやっている？

	広義の HTA	狭義の HTA（費用対効果評価）
英国 NICE	○	◎ 給付可否
フランス HAS	○	○ 価格調整（×設定）
ドイツ IQWIG	○ （追加的有用性評価）	× （適用例なし）
オーストラリア PBAC	○	◎ 給付可否

認めるシステムを導入している例が多い．それゆえ，「給付の可否」と「価格調整」とは明確に
峻別できるものではなく，両者の特徴がある程度ミックスされているとも考えられる．

13-3 ｜ 英国 NICE のシステム

13-3-1　NICE の役割とは？

　費用対効果が政策に使われている国（と，その国での HTA 機関）として，もっとも有名なの
は英国であろう．英国では NICE という組織が，公的医療制度である NHS での医薬品の使用の
可否について，推奨を出すシステムをとる．なお保険ではなく公的医療制度と記しているのは，
このシステムがほぼすべて税金で賄われており，いわゆる保険料（もっぱら医療のみに用いられ
る財源）類似の財源がないためである．

　NICE は，保健省が指定した医薬品について有効性・安全性・費用対効果を考慮したうえで，
NHS で使えるかどうかの「推奨（recommendation）」を出す．推奨された医薬品は，原則とし
て決定から 3 か月以内に NHS での供給を始める，すなわち患者が使用できるようにする義務が
生ずる．非推奨の場合，公式には「使用禁止」ではなく「非推奨」であるため，現場レベルでそ
の薬を使うことも不可能ではない．ただし，NHS は地域単位で厳しい予算制をとっているた
め，NICE が非推奨にした医薬品を強引に使用することは非常に難しくなる．実質的には，
「NICE の非推奨」＝「NHS での使用不許可」となる．

　NICE に企業がデータを提出する時には，効果のものさしとして QALY を使うことが必須で
ある．そして公式のガイドラインでは，表 13-5 に示すように ICER として 2 万～3 万ポンド／
QALY が一応の「基準（閾値，threshold）」と設定されている．数字があるので，「英国では
1 QALY あたりの金額を計算して，高いものは一律給付を認めない」のように報じられることも
少なくない．

　しかし英国はおろか世界のどこを見渡しても，費用対効果の結果のみで，給付の可否や価格を
機械的に決定する国はない．「cost/QALY の値を給付の可否の参考にする」国はあっても，

「cost/QALY の値のみで給付の可否を決める」国はどこにもないのだ.

表 13-5　英国 NICE（給付の可否に使う）の公式見解

1 QALY あたりの ICER が…	
2 万ポンド以下	原則として推奨（recommend）
2 万〜3 万ポンド	費用対効果以外の要素を考えて（appraisal），見るべき所あれば OK
3 万ポンド以上	appraisal で強い理由あれば OK

表 13-6　「費用対効果の政策応用」の真意

「費用対効果の考え方を導入する」	
1	費用対効果の結果を「何らかの形」で反映させる
2	費用対効果の結果で，保険給付の可否を決める
3	費用対効果の結果のみで，保険給付の可否を決める

世界中どこを探しても，「3」の国はありません！

　機械的に閾値を適用する国の代表格？と目されている英国 NICE「ですら」，費用対効果以外の要素を考慮するアプレイザル（総合的評価）のプロセスを重要視しており，ICER が 3 万ポンド/QALY を超過したとしても，推奨すべき強い理由があれば償還が可能とされる.

13-3-2　アプレイザルでの「見るべき所」

　では，アプレイザルの場で考慮される「強い理由」として，どのようなものがあるだろうか？代表的なのは，終末期の医療に用いられる薬剤（life-extending treatment at the end of life）に関する特例である. 終末期，すなわち余命の短い患者にとっての延命効果は，他の人のそれよりも優先されるべき…という価値判断は当然ありうる. しかし終末期の患者への延命効果を QALY で測定した場合，若干不利になる可能性がある.

　余命が短い患者である以上，その時の QOL 値はすでに大きく下がっている可能性が高い. 例えば QOL 値が 0.3 だったとしよう. この時，新薬によって生存年数が半年間（0.5 年）伸びたと仮定する. 生存年数をものさしにすれば増分効果はそのまま 0.5 年だが，QALY をものさしにした場合，0.5 年が QOL 値 0.3 で「圧縮」されてしまい，増分効果は $0.5 \times 0.3 = 0.15$ QALY と小さな値になる. 増分効果が小さくなれば，その分 ICER は大きくなり，費用対効果は悪化してしまう.

　もともとの QALY の発想は，「元気な人でも，子供でも，老人でも，末期の患者でも，1 QALY は 1 QALY. 0.1 の状態で 10 年生きるのも，ピンピンで 1 年生きるのも，同じ 1 QALY（A QALY is a QALY is a QALY）」である. しかし先に述べたように，終末期の患者の延命は，ある程度「えこひいき」されるべき，という感覚もはたらく. これを具現化したのが，終末期特例である.

終末期特例は、「余命2年未満」「介入による延命3か月以上」の2つの条件を満たした場合に適用される。なお延命3か月以上の条件は比較的柔軟に扱われており、「1か月でも余命が伸びれば非常に価値がある」ような疾患であれば、3か月の延命がなくても適応の対象となる。以前はこれに加えて財政的影響をにらんだ「適応患者数 7,000 人未満」のルールもあったが、こちらは撤廃されている。条件を満たした場合、延命分には同世代の元気な人と同じ QOL 値を当てはめることができる。先ほどの例で元気な人の QOL 値が 0.9 だとしたら、本来の増分効果は 0.5 年 × 0.3 = 0.15 QALY だが、この特例が適用されると 0.5 年 × 0.9 = 0.45 QALY となり、増分効果が大きくなれば、それを分母にもつ ICER の値は小さくなる。2017 年 7 月現在で 86 件に適用され、うち 39 件が推奨されている。

表 13-7　英国 NICE の終末期特例・えこひいき特例

＊以下の条件満たす治療に適用
　＊余命 24 か月未満
　＊3 か月以上の余命延長効果
　＊「延長」PFS もしくは OS

→余命延長分には"同年代の健常者"と同じ QOL 値割り当て

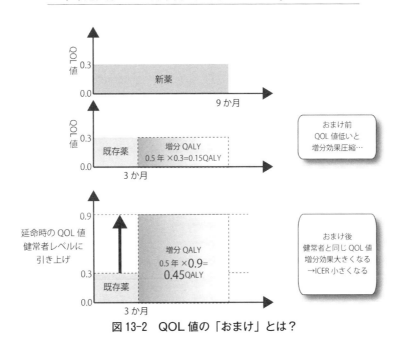

図 13-2　QOL 値の「おまけ」とは？

しかし、この特例の本質は「QALY のおまけ」ではなく、「閾値自体のおまけ」にある。終末期特例が適用された場合、2万〜3万ポンドとされてきた閾値は、実質的には 5 万ポンド/QALY まで引き上げられている。実際、09 年から 13 年までに終末期特例の対象になった 20 件の評価結果をまとめた Steward らの研究では、給付が認められた 12 件の ICER はすべて 3 万〜5 万ポンドの範囲であった。QOL 値だけでなく閾値もおまけすることで、重要度の高い終末期の医薬

品へのアクセスを確保している.

13-3-3 企業からの提案 ―患者アクセススキーム―

　終末期特例は，費用対効果が悪く，そのままでは給付できない医薬品の「救済措置」として機能している．しかし，この特例をもってしても費用対効果が悪い，もしくはこの特例の適応対象とならない医薬品も少なくない．そのような医薬品に対して，企業から何らかの提案をすることで「救済」を図るシステムが，次に紹介する患者アクセススキーム（patient access scheme）である．

　患者アクセススキームは，リスク共有スキーム（risk sharing scheme）などとも呼ばれ，英国のみならず世界各国で適応例がある．費用対効果が悪くてそのままでは給付対象にできない薬について，企業がさまざまな提案を行う．導入初期には，多発性骨髄腫の治療薬ボルテゾミブ（ベルケイド®）での「効果が不十分な場合は製薬会社がNHSに費用を払い戻す」のような，効き目に関する取り決めがなされていた．最近の例としては白血病の遺伝子治療（CAR-T）がある．CAR-Tは患者1人あたりの治療コストが4,700万円と超高額だ．そのため米国で，一部の保険者と企業との間で「有効だった患者についてのみ，請求を行う」との取り決めがなされ，給付が確保された．

　効き目に関する取り決めもあるが，より一般的なのは価格に関する取り決めである．単なる値引きや，一定額を保険者に割り戻すリベート，さらには一定期間薬剤を無料提供（最初の数か月間や，一年間経過後など）するシステムなど，多種多様な方法がある．最近の主流は，単純な値引きである．値引き幅は30％から場合によっては70％にも達するが，重要なポイントは「公式価格（価格表に載っている数字）は下げず，非公開で値引きをすること」である．

　ヨーロッパの多くの国は，他国の薬価を常にモニターしている．もしある薬が同程度の経済規模の国でより安く売られていたら，自分の国での価格もそれに合わせて引き下げさせるのが常である．また日本でも，新薬の薬価をつける際に英国，フランス，ドイツ，米国の価格が参照され，高すぎる場合は少々安く，安すぎる場合は少々高く調整される（外国価格調整）．それゆえ，仮に公式の価格を下げてしまうと，影響は英国1国では済まなくなる．他国にも波及してしまうと，企業としても値引きの提案はしづらくなる．このため，患者アクセススキームによって価格を引き下げる場合は値引率を非公開にすることがほとんどである．近年の医薬品では，30％以上が何らかの形で患者アクセススキームが適用されている．英国，オーストラリアは費用対効果のデータを「給付の可否」に使うと述べてきたが，このように「給付の可否をにらみつつ価格交渉に臨む」側面もあり，一概に給付の可否と価格調整とを切り分けることには限界もある．

　英国NICEに関して，公表されている閾値ではなく，アプレイザルでのさまざまな因子も含めて実際の運用での「閾値」を推計する研究が，Dakinらによってなされた．2011年までの240件の評価結果（technology appraisal：TA）から，510件のICERを抽出し，ICERおよびその他の因子（疾患領域や代替治療の有無，終末期医薬品など）がNICEの意思決定に及ぼす影響を

第13章　費用対効果の政策応用（海外編）　*113*

評価した.

　分析結果によれば，給付を拒否される確率が50％となるポイントは4万ポンド/QALY付近であり，「3万を超えたらよほど強い理由がなければ…」の公式発表よりもやや柔軟に運用されていることが明らかになった. さらに，この50％ポイントを疾患別に見た場合，表13-8に示すように呼吸器系（2.0万ポンド）から筋骨格系（5.6万ポンド）まで，疾患によってもゆれがある. がん領域は4.6万ポンドと平均よりやや高く，「抗がん剤が不当に低く評価されている」事実がないこともわかる. 単純にガイドライン上の閾値を機械的に当てはめるのではなく，個別の状況を考慮したアプレイザルがなされていることを裏打ちした結果と言えよう.

表13-8　疾患領域ごとの「拒否確率」が50％に到達するICER

領　域	拒否確率50%点のICER
呼吸器系	£20,356
循環器系	£37,950
がん	£46,082
感染症	£49,292
筋骨格系	£55,512
その他	£32,263

▎13-3-4　抗がん剤独自の救済措置 ─Cancer Drugs Fund─

　さて，終末期特例や患者アクセススキーム，あるいはその他の倫理面の問題の考慮などによっても「救え」ずにNICEで非推奨になった医薬品に関し，抗がん剤なおかつイングランド限定ではあるものの，最後の救済措置がある. それが，Cancer Drugs Fund（CDF）である.

　CDFは2011年4月から導入されたシステムで，NHSでは直接カバーされない抗がん剤について，政府が独立の財源を確保して個別の患者に給付を行うことで，抗がん剤へのアクセスを改善することを目的とする. 2010年に政府が公表した"The Coalition"は，「（個別の）患者に対して，医師が有用だと考える医薬品へのアクセスを可能にするために，CDFを設立する」と明言している. 対象となる「NHSではカバーされない抗がん剤」は，NICEで推奨されなかった抗がん剤だけではなく，NICEの評価がまだ決定していない抗がん剤も含む.

　2010年当初は年間9,000万ポンドでスタートしたCDFだが，高額な薬剤が相次いで登場したことも手伝い，予算は急激に膨張した. 2015-16年の暫定値によれば，予算が3億4,000万ポンドに積み増されたものの，実績額が4億6,600万ポンドと，37％の予算超過状態になり，5年間で5倍に膨れあがったことになる.

　予算膨張に対応するため，2016年7月から新CDFの運用が始まった. 重要なポイントは，
1) CDF予算による給付は，1つの薬剤に対して最大2年間に限られること
2) CDFで面倒を見る2年間の間に，追加的な臨床データの収集を行い，費用対効果を明らかにすること

の2点が加わったことである．現時点では費用対効果がどうなるか不明だが，もう少しデータがとれれば給付しうる医薬品について，一定期間のデータ収集という宿題を出しつつ時限的に面倒を見るシステムに変化したと言える．新制度が導入された2016年以降現在まで，5種の医薬品がCDFのもとで推奨されている．後ほど紹介するように，オプジーボ®もこの5種に含まれる．

▌13-3-5　アクセス制限，誰のせい？

　費用対効果の政策応用の「実例」として報じられるのは，英国NICEがほとんどで，それゆえ誤解を受けることも多い．代表的なのが，「費用対効果の導入は，医薬品へのアクセス制限につながる」，あるいはその派生形としての，「英国ではNICEが費用対効果を評価して，給付する・しないを決めている．（そのために）医薬品へのアクセスが制限されている」という「費用対効果がアクセス制限の元凶になっている」論である．実際，取材を受けたり講演をする中で，このような質問を受けることは日常的ですらある．

　日本ではほぼすべての医薬品が保険で賄われてきたこともあり，「費用対効果を考えない日本ではすべての医薬品がカバーされる．英国は費用対効果を考えるから，カバーされない医薬品が出てきて，アクセス制限が生じる」という論理は自然に生まれてこよう．

　しかし，英国でアクセス制限が生じている＝カバーされる医薬品が制限されるのは，本当に費用対効果を考えるからなのだろうか？もし英国で費用対効果の考慮がなくなったら，すべての薬がカバーされるようになるだろうか？答えはノーだ．

　「費用対効果を考慮すること」と，「カバーされる医薬品が制限されること」の因果関係をもう一度考えてみよう．後者について，カバーされる医薬品に制限がかかる（承認された医薬品のうち，一部の医薬品のみが公的医療制度でカバーされる）ことは，皆保険制度を敷く国でも一般的である．国民皆保険の定義は「すべての国民が公的医療保険に加入できること」であり，「その医療保険ですべての医薬品をカバーすること」までは求められていない．

　費用対効果が導入される以前（NICEが設立される以前）の英国とて同様であり，もともと公的医療制度・NHSでカバーされる医薬品には制限がかけられていた．90年代までは，どの医療技術をカバーするかについては特に規定はなく，医療機関に任されていた．それゆえ，ある地域では使える薬が，別の地域では使えないようなことも当然あり得た．個別の医薬品や医療技術をNHSで賄うかどうかは，NHSが地域単位で厳しい予算制を敷いていたこととも相まって，地域や医療機関ごとに相当のばらつきがあった．

　カバーするかどうかの判断をバラバラに行うのではなく，「中央」でまとめて評価すれば，均質な医療を提供できるし，なおかつ意思決定のプロセスも透明化できる…このような発想で設立されたのがNICEである．

　NICEの設立時にNHSが公表した文書 "A FIRST CLASS SERVICE" には，設立目的として「国中どこでも質の高い医療を提供するために，科学的根拠に基づいた指針を出す」ことが明記されている．この時点から，有効性や安全性に加えて費用対効果が，「根拠」として考慮される

ようになったのである.

すなわち,「費用対効果を考えたからアクセス制限（一部のみカバー）が生じた」のではなく,「もともとアクセス制限があった状況のもとで,カバーの可否を考える手段として,費用対効果を導入した」のである. 費用対効果導入の「弊害」としてアクセス制限を主張するのは,因果の方向が逆である. よしんば英国から費用対効果評価が消滅したとしても,他の方法で給付の可否を判定するだけであり,日本のような「すべての薬がカバーされる」状況になる可能性は極めて小さい.

医療費抑制のために NICE を設立し,費用対効果という「武器」を振りかざして NHS で使える医薬品を切り捨てていった…というストーリーをつくるのはたやすいし,理解もしやすい. しかし上で述べたように,NICE 設立の目的は直接医療費抑制を目指すものではないし,アクセス制限は設立以前から生じていたわけである. 論理のわかりやすさと論理の正しさは別問題で,注意が必要である.

▌13-3-6　新たな悩みのタネ？　budget impact test

最初に紹介したとおり,NICE がある医薬品を推奨（recommend）したら,「原則3か月以内に NHS での給付が開始される」…これが原則であった. 通常は,「NICE が非推奨だと使えない」の方向のみがクローズアップされ,推奨された場合の手続に関してはあまり重視されてこなかった. 見逃されてきた「原則3か月以内」の部分にスポットが当てられたのが,ここで紹介する budget impact test（2017年導入）である.

3か月以内に「使用を開始する」ためには,ただ単に保健省が NHS での使用を認めるだけでは不十分だ. 地域の医療機関レベルでその医薬品を購入する予算を確保して,患者に提供することができて初めて,「使用を開始した」と言える.

現場レベルでは,予算不足で供給体制が整わないことなどを理由に,「使用開始」が遅れることも実態としては起きている. 例えば在宅での人工透析などは,従前から NICE や患者団体がその導入を強く推奨しているにもかかわらず,地域レベルでは治療が受けられずに,通院での人工透析に頼らざるを得ない事態も起きている（「NICE が高齢者への人工透析の導入を拒否した」なる説も一部で流布しているが,これは誤りである）.

この問題が顕在化したのが,C型肝炎治療薬ソバルディ®である. ソバルディ®は NICE でも使用が推奨されている. 日本と同じジェノタイプ2のC型肝炎患者には,インターフェロン不応の患者か,未治療でもインターフェロンが使用できない患者に対して「推奨」が出ている.

費用対効果は良好との結果が出ているが,財政影響は別途考える必要がある. 対象患者が多く,また1人あたりの薬剤費が高額だったことから,地域レベルでは予算不足の問題が生じた. これを受けて,企業とのさらなる価格交渉に加えて,現場レベルではより緊急性の高い（すなわち,肝疾患が重症化している）患者から優先的に給付する形での対応がなされている. 財政影響のために,「3か月ルール」が十分に担保されなかったことになる.

この「ソバルディ®・ショック」を受けて新設されたのが，ここで紹介する "budget impact test" だ．新規の医療技術について，給付開始から5年間分の医療財政への影響を NICE が推計する．なお見積もられるのは「医療技術の導入にともなう財政影響」であり，「医療技術そのものの売上げ」ではない．例えば新薬の導入にともなう既存薬の売上げ減少分や，将来の医療費削減分は，マイナスの財政影響として差し引かれる．ただし，影響推計が短期間に限定されるため，特に削減効果が出るまでに時間がかかる生活習慣病などの領域では，将来の医療費削減として盛り込める金額は小さくなるであろう．

システム導入を受けて新規に公表された NICE の財政影響評価マニュアルでは，技術導入の「直接的な結果」で変化する費用を組み込むべきとする．組み込むべきでない例としてあげられているのは，「余命延長に伴って他の病気の医療費が増加する」ようなケースである．

財政影響を年度ごとに推計した結果，最初の3年間で1回でも2,000万ポンド（約28億円）を上回った場合，企業と NHS とで値引きなどを含めた "commercial discussion" を行う．交渉によっても財政影響が大きくなる場合，患者を層別化して段階的に給付を始めるなどの手段を講じて，影響の緩和を図る．この場合には，一部の集団に対して給付開始までに3か月以上かかることも許容される…というのが，budget impact test システムの概要である．

「2,000万ポンドを超えたら交渉が始まる」ことがルールで，「財政影響が2,000万ポンドを上回れない」わけではない．また評価されるのは財政影響であり，個別の薬の売上げが年間2,000万ポンドに限定されるわけでもない．さらにシステムが適用されるのは個別の評価ごとであり，複数の適応がある医薬品では当然に適応ごとに推計がなされる．NICE の評価は適応疾患ごとよりもさらに細かく，遺伝子変異や治療経験の有無，がんの種別などで分けられることが通常であり，2,000万ポンドの「閾値」を超える可能性は細分化されるほど低くなる．患者アクセススキームなどの値引きがあれば，それも当然考慮されることになる．

意外といえば意外だが，これまで NICE は，個々の薬の費用対効果は評価しても，その財政的なインパクトは考慮してこなかった．「ICER を計算すれば，財政インパクトもわかるのでは」とも思えるが，これは誤解である．ICER は増分効果を増分費用で割り算して求める．対象患者数が増えれば財政インパクトは大きくなるものの，ICER を求める際には分母も分子も同じ割合で大きくなるため，数値は変わらない．すなわち，1人あたりの増分費用が100万円・増分効果が0.2 QALY という薬を考えた時，ICER の数値は対象患者数には依存せず，100万÷0.2 QALY＝500万円/QALY となる．対象患者が1,000人ならば（100万円×1,000人）÷（0.2 QALY×1,000人），10万人ならば（100万円×10万人）÷（0.2 QALY×10万人）となり，人数は分母・分子で相殺されるから当然である．一方で財政的インパクトを考えた時，対象患者が1,000人の時の「＋10億円で200 QALY を獲得できる」状況と，10万人の時の「＋1,000億円で20,000 QALY を獲得できる」状況を比較したら，当然後者のほうが導入のハードルは高くなる．高額薬剤の登場によって，割り算の結果としての ICER だけでなく，割り算前の総費用も考慮すべき時代が来たと言える．

第13章　費用対効果の政策応用（海外編）　*117*

表 13-9　ICER と財政影響

＊同じ「＋0.2 QALY，＋100 万円」でも…

	対象患者	増分 QALY	増分費用	ICER
薬剤 A	10 万人	20,000 QALY	1,000 億円	200 万/QALY
薬剤 B	1,000 人	2,000 QALY	10 億円	

＊導入のハードルは，ずいぶん異なるはず
＊ ICER とは別に，財政影響の考慮が必要

13-4 | フランスのシステム

13-4-1　フランスでの活用法

　続いて，価格調整に使う国の代表格であるフランスを見てみよう．

　フランスの公的保険では，薬の「値段のうち何%を保険で賄うか？」と「給付価格をいくらに設定するか？」とを別々に判断する．HTA 機関である HAS は，前者の償還割合を保険者の連合である UNCAM と，後者の給付価格を政府機関の CEPS と交渉する役割をもつ．

　まず償還割合は，絶対的有用性である SMR（service médical rendu）をもとに，UNCAM との交渉で決まる．絶対的有用性は，既存の薬ではなく，無治療やプラセボと比較した時の臨床的有用性を指す．

　SMR は，その医薬品の有効性だけでなく，介入の種別（予防的・治療的・対症的）や公衆衛生上のインパクト，他の選択肢の有無などを考慮して総合的に設定される．レベルは 5 段階あり，主要 major（majeur）・重要 important（仏語も同じ）・標準 moderate（modéré）・弱い weak（faible）・不十分 insufficient（insuffisant）の順である．償還割合は原則として，major でかつ「高額で不可欠な医薬品」ならば 100%，major の残りと important が 65%，moderate が 35%，weak が 15% で，insufficient は 0%（すなわち非償還）となる．近年大きく話題になったのは認知症治療薬で，98 年の導入当初は 100% 償還だったものが，再評価を経るごとに 65% 償還→15% 償還と格下げを受け，2016 年にはついに最下位の insufficient とされ，非償還が推奨された．しかし患者団体からの抗議などもあり，保健大臣が決定を保留した状態が続いている．

表 13-10　SMR の評価

＊SMR を 4 段階で評価

SMR	レベル	償還割合
I	顕著あるいは重要	65%
II	中等度	35%
III	軽度	15%
IV	不十分	0%（非償還）

長期の慢性疾患・治療費の高い疾患の治療薬については，
100%償還（薬剤以外の自己負担も免除制度あり，ALD 30）

一方で公的保険における給付価格は，追加的な医療上の利益（amelioration du service médical rendu：ASMR），すなわち追加的有用性の大きさで判断される．追加的有用性とは，今までの医薬品に比べてどの程度臨床的（有効性および安全性）に「いいこと＝改善点」があるかを指す．対義語は絶対的有用性で，プラセボや無治療に対する有用性を指す．

表13-11　SMRとASMR

＊SMR：service médical rendu
　＊医療上の利益，actual benefit（絶対的）
　＊SMRと疾患の重篤度で，HAS-UNCAM（保険者）で償還割合決定
＊ASMR：amelioration du service médical rendu
　＊追加的な医療上の利益，added clinical value（相対的）
　＊ASMRを吟味して，HAS-CEPSで価格決定

5段階のASMRのうち上位3レベル（ASMR I〜III）が認められれば，EU4か国の平均価格に近い給付価格が設定されるが，下位2レベルの場合はより厳しめの交渉を通して，低めの給付価格が設定される．

表13-12　ASMRの評価

＊ASMRを5段階で評価

ASMR	レベル	償還価格
I	顕著な改善	欧州4か国
II	高度な改善	（英国・ドイツ・イタリア・スペイン）
III	中等度の改善	平均価格がベース
IV	軽度の改善	既存と同等・**交渉長い**
V	改善なし	既存より安い・**交渉長い**

上位3レベルのASMRの認定を希望し，なおかつ一定以上の売上げが見込まれる場合には，2013年10月から経済評価の添付が必須となった．ただし，ASMRレベルそのものはあくまで臨床的有用性をもとに透明性委員会（CT）で評価され，経済評価・公衆衛生委員会（CEESP）が評価する費用対効果（ICERの数値）は影響しない．CEESPの「評価」は，ICERの高低そのものよりむしろ，提出された経済評価の妥当性に対してなされる．経済評価のガイドラインに従っているかどうかや，特定された問題点が最終結果に影響しうるかどうかを評価したうえで，問題（reservation）の大小を「minor」「important」「major」の3段階で判断する．

「major」と判定された場合，仮にCTの認定するASMRが上位3レベルだったとしても，下位2レベルと同様の「厳しめな交渉」を強いられることになる．このように，「問題点の大小」についてはある程度その後の価格交渉への反映法が定まりつつあるが，「費用対効果そのものの良し悪し（ICERの大小）」については，閾値そのものも，良し悪しの結果の反映のさせ方も，十分には決まっていないのが現状である．

表 13-13 ASMR 1-3 の「メリット」

カテゴリ	価格＋交渉難易度
ASMR Ⅰ〜Ⅲ	EU 4 大国価格の平均〜最高価格（リベートあり，**交渉短期間**）
ASMR Ⅳ	基本は既存薬と同一 **交渉長い**
ASMR Ⅴ	基本は既存薬以下 **交渉長い**

ASMR Ⅰ〜Ⅲならば，欧州 4 か国の平均価格から最高価格の間の価格が「保証」される．

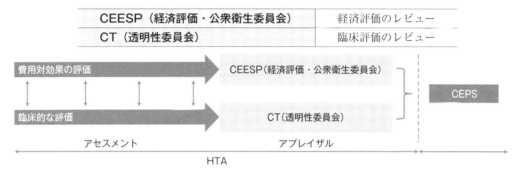

同時期に実施→アクセス遅延が生じない（CEESP の評価結果公表は遅いが）

図 13-3 HAS のレビュープロセス

Mondher T, *et al*. (2015) Current process and future path for healtheconomic assessment of pharmaceuticals in France (ISPOR poster presentation).

13-4-2　曖昧だから，意味がある？　フランスの結果活用法

　前の項で述べたとおり，フランスでの費用対効果評価の使い方は，「高い ASMR レベルを希望する場合には費用対効果のデータ添付は必須．ただし ASMR レベルそのものは臨床的有用性で決まるし，価格も改めて交渉で決まる」ということで，やや曖昧にも思える．何らかの関数を当てて，「ICER が 5 万ユーロ/QALY なら，マイナス 5％．ICER が 1 万ユーロ/QALY ならば，プラス 5％」のように運用したほうが，より妥当にも思えてくる．しかし，曖昧さを残しつつ交渉で決めるフランス流の方式は，価格調整に関して言えば実は理に適った方法なのである．

　1 つの薬に複数の適応がある場合を考えよう．あるいは，適応が 1 つでも，複数の患者集団がある場合でもよい．対象集団や適応が異なれば，有効性（新薬も比較対照も）は変わる．それゆえ，費用対効果の数値も，当然変わる．

　英国のように費用対効果を給付の可否に使うのならば，費用対効果が悪い集団は給付から外し，よい集団のみに給付することができる（optimize，最適化）．しかし，価格調整に使う場合に，費用対効果のよい集団（疾患）では価格を引き上げ，悪い集団では引き下げるような手法は，1 つの薬剤に複数の価格がつくことになり，現実的には非常に難しい．一部の国（イタリア

など）では，公定価格は共通にしつつ，費用対効果の悪い適応症の場合はリベート（企業から保険者への割戻額）を大きくすることで「一物複数価格」を実現している．しかし通常は，適応ごとの費用対効果や患者数の大小などを勘案しつつ，交渉ベースで価格を決める方が標準的である．ICER の数値からデジタルに価格を決めた場合，費用対効果のデータがもともともっている不確実性は一切切り捨てられ，点推定値のみで議論がなされることになる．曖昧さを残すフランスのシステムは，価格への反映という意味では，むしろ優れたシステムだと考えられる．

表 13-14　いい加減だからこそ，うまくいく
（適応ごとに費用対効果が違う時には？）

給付の可否に使用	費用対効果その他で適応を絞る
価格の調整に使用	適応ごとに価格変更は無理→ リベートなら可能だが…全部をにらんだうえで交渉？ （pooled price）

フランスは決して「デジタル」に価格を決めない．

▌13-4-3　アクセス制限＝アクセス遅延とフランスの取組み

13-3-5 で紹介した「費用対効果とアクセス制限」に関しては，別の考え方もある．すなわち，アクセス制限を「給付の可否（医薬品アクセスの可・不可）」ではなく「給付開始の遅延（医薬品アクセスの遅延）」と定義して，費用対効果の評価の所要時間を問題視する意見である．

もともと，薬の価値を評価する際にどのような視点を用いるかについて，その時間軸だけで議論を進めることは不合理でもある．薬の歴史をさかのぼれば，当初は安全性のみが求められ，ついで 60 年代半ばから有効性が，そして 90 年代から効率性（費用対効果）のデータが求められるようになった．新たな要素を組み込めば，その分時間が多くかかるのは必然である．手間の増大分と，新たな要素によって得られる情報の価値の双方を考慮しなければ，正しい評価は下せない．ただ，ここでは所要時間に絞って議論を進めよう．

やはり引き合いに出されるのは英国 NICE の評価事例で，年単位の所要時間が言及されることも多い．しかし NICE が評価しているのは「費用対効果」のみではなく，臨床的有効性・安全性に加えて費用対効果「も」評価しているのである．所要時間のすべてが費用対効果の評価に費やされているわけではない．

また，すべての国の HTA 機関が，提出されたデータについて NICE のような詳細なレビューを行っているわけではなく，むしろ NICE のようなスタイルは少数派ですらある．

例えばフランス HAS は，個々の医薬品について臨床的有効性は透明性委員会（CT）が，医療経済性に関しては経済評価・公衆衛生委員会（CEESP）が評価する．後者の CEESP は 1 からの再分析は実施せず，提出されたデータについていくつかの項目ごとにチェックを行い，結果の不確実性がどの程度あるかのレポートを添付する．臨床的有効性の評価と医療経済性の評価を同時並行で別の組織が行うことで，「費用対効果の導入」にともなう遅延を最小化している．評

価所要日数の平均は 2015 年実績で 100 日（2014 年は 107 日）で，目標として定めている「90 日以内」を達成できている割合は 52％である．

13-5 | 閾値と，QALY の取扱い法は？

　質調整生存年 QALY のメリットは，疾患あるいは介入の生命予後への影響（mortality）と，生活の質への影響（morbidity）の双方をある程度加味した評価ができることにある．異なる疾患領域の薬を「ある程度」比較できることから，複数の国で，QALY を使った評価が採用されている．ただしすべての国で QALY が必須なわけではなく，英国やニュージーランド，タイなど，QALY を使った評価を「必須」とする国と，オーストラリアやカナダ，フランスのように QALY や LY など種々のアウトカムから適切なものを選ぶ国がある．

　「米国やドイツでは QALY の使用が法律で禁止されている」などの誤解もままあるが，費用対効果評価を公的医療制度で使っている国で，QALY 以外のアウトカムのみを推奨する国は存在しない．公的保険がすべての人をカバーしていない米国でも，予防接種に関する推奨を行う ACIP（Advisory Committee on Immuniation Practices，CDC の下部組織）は，推奨・非推奨を判断する際に cost/QALY で算出した費用対効果を参考にしている．QALY 禁止の例でよく引用される米国 PCORI は，意思決定に直結する機関ではなく研究助成が主な機能で，費用対効果の評価自体ほとんどなされていない（2015 年までに助成した 637 件中 1 件のみ）．一機関である PCORI が QALY を使わないことと，米国での費用対効果研究に QALY を使うか否かは，全く別問題である．

　QALY 以外の効果指標を許容する国，例えばフランスでも，2017 年 1 月時点で公表されている 19 の評価結果はすべて QALY が使われている．同じように「適宜選択」のスタンスをとるオーストラリアでも，ここ 5 年間に提出された評価のうち ICER を計算しているものの中では，80％以上が QALY をアウトカム指標にとっている．

　QALY を必須としない国でも，実質的に QALY が標準化していることは興味深い．背景には，「QALY 以外のアウトカム指標を使った場合に結果の解釈（費用対効果の「良し悪し」の絶対的評価）が困難である」という理論的な側面と，「複数の国の HTA 機関からデータ提出を求められることは必然であり，国ごとにアウトカム指標を変更するよりも，同じ指標をとってデータのみ入れ替えた方が容易」という実務的な側面の双方がある．

　費用対効果の良し悪しの絶対的基準，すなわち閾値についても，あたかも「費用対効果のものさしとして QALY を使うこと」を「1 QALY あたりの ICER を求めて，閾値を超えたら一律に切り捨てること」と同一視するような誤解が多い．ICER の数値の吟味はどの機関でも行われているが，閾値を設定するかどうかは国によって異なる．

　NICE のように基準（1 QALY あたり 20,000～30,000 ポンド）を明示している国はむしろ少数派であり，通常は潜在的なものにとどまることが多い．さらにオーストラリア PBAC のよう

に，「費用対効果のデータは多種多様な意思決定ツールの1つであり，実際の推奨の可否は，他の治療法の有無や医療予算へのインパクト，疾患の重篤度などを総合的に判断して実施する」として，「閾値を設定しない」ことを明示する機関も存在する．価格調整に使っているフランスHASも，閾値に関しては「実際の評価例が十分に蓄積された後には帰納的な推計が可能だが，現段階で線引きはしない」としている．

「費用対効果のものさしにQALYを使うこと」「費用対効果のものさしにQALYを必須にすること」「cost/QALYの値を給付の可否に使うこと」…これらは全く違う概念であることに，注意が必要である．

13-6 | NICE の実例

▍13-6-1　オプジーボ®の海外の評価結果は？

第12章で触れたように，値下げ決定前のオプジーボ®は，「日本の値段は英国の5倍」と指摘されて話題になっていた．実際NICEの評価資料で言及されている英国の薬価は，40 mg 1バイアルで439ポンド．EU離脱によるポンド暴落の影響を除くため，昨年2015年1年間の平均為替レート（1ポンド＝185.1円）で計算しても1バイアル8.1万円である．体重75 kg，平均投与回数12.6回で計算した年間薬剤費は約32,000ポンド（約590万円）．引き下げ後の日本の薬価を当てはめると1回80万円，12.6回で約1,010万円となる．

英国では，メラノーマおよび腎細胞がんについてはオプジーボ®は「推奨（NHS＝国民保健サービスで使用可能）」という結論が出た．本丸の非小細胞性肺がんも，ようやく2017年9月に評価結果が出された．

評価結果は扁平上皮がん・非扁平上皮がんともに，本体の予算ではなくCDF（Cancer Drugs Fund）での推奨となった．CDFでの推奨になるため，2年以内に再評価が実施され，その後は「本体予算で給付」「非給付」のどちらかの判断が下されることになる．CDFにもともと規定された2年以内再評価ルールに加え，個々の患者への投与期間も，最大2年間に限定される．一般的な患者アクセススキームでみられるような，「2年間はNHSが支払って，そこから先は企業が負担する」方式ではなく，投与自体を2年で打ち切る格好だ．

これまでの流れも含めて，詳しく掘り下げてみよう．NICEのウェブサイトでの公開資料からは，2015年10月，2016年10月，そして今回（2017年9月）と，3回分のアプレイザル結果が確認できる．

3回のアプレイザルを通して，公式価格（list price）には変化がなく，40 mgバイアルで£439（6.57万円）である．日本の薬価は，特例再算定と期中改定の合わせ技で50％切り下げられた後も20 mgバイアルが7.5万円・100 mgバイアルが36.5万円だから，依然として英国の価格の2倍強ということになる．

順を追って，アプレイザルの結果を見てみよう．最初のアプレイザルは，2015 年 10 月に実施された．この時の企業提出データでは，ドセタキセルを比較対照とした ICER は扁平上皮がんで £86,000，非扁平上皮がんで £104,000 と，一般的な閾値を大きく上回っていた．

これに対して外部評価グループ（ERG）の再分析では，QOL 値や全生存期間の推定値などの仮定が変わったことで，ICER はさらに大きく悪化した．ERG の評価結果は，扁平上皮がんで £133,000，非扁平上皮がんで £165,000．

非扁平上皮がんでは企業は患者アクセススキーム（PAS）として，投与開始から 1 年以降は企業が薬剤費を負担する条件を提案している．PAS を適用した時の ICER は £50,000 程度まで下がる，と主張したが，ERG の分析結果では PAS を適用しても £91,000 程度となった．3 回のアプレイザルを通して，どちらのがん種でもオプジーボ®は終末期特例（末期の患者の余命を延ばす薬に対する特例）の基準を満たしており，実質的な閾値は £50,000 まで引き上げられていた．だからこそ企業提出の ICER が £50,000 前後になるとも考えられるが，NICE が最終的に推定した ICER も ERG の評価結果をほぼ踏襲し，£91,000 となった．5 万ポンドをも遥かに上回る数値ということで，最初のアプレイザルではどちらのがん種でもオプジーボ®は非推奨と結論された．

表 13-15　オプジーボ®の 1 QALY 獲得あたりの ICER
（非小細胞性肺がん・非扁平上皮がん）

	vs ドセタキセル	vs ニンテダニブ＋ドセタキセル
2016 年 5 月公表資料（PAS 条件：1 年以降は企業が薬剤費負担）		
企業提出・PAS なし	£104,000	£129,000
企業提出・PAS あり	£51,000	£50,000
外部評価・PAS なし	£165,000	£293,000
外部評価・PAS あり	£91,000	£93,000
2016 年 10 月公表資料（PAS 条件：非公表の割引）		
企業提出・PAS あり	£50,000 以下	£50,000 以下
外部評価・PAS あり	£80,000 以上	£150,000 以上

英国 NICE のアプレイザルは一発勝負ではなく，企業側からの追加資料（新規の臨床データや PAS の条件変更など）や患者団体・学会などからのコメントを参考に，修正を経て最終決定に至る．いったん推奨されたものが非推奨になることは（同一の TA では）ないが，非推奨となったものが覆って推奨されることは少なくない．むしろ話題になる高額薬剤などでは，1 回のアプレイザルで推奨されることの方がまれである．

2016 年 10 月に 2 回目のアプレイザル結果が公表される．大きな変更点は，より長期（24 か月）の臨床試験のデータが組み込まれたことであるが，ICER の数値そのものには大きな変動は見られない．また，扁平上皮がん・非扁平上皮がんともに PAS として，非公表の値引きが提案されている．

企業提出のデータには，最大投与期間（2 年間）の仮定が組み込まれていた．投与開始から 2 年経ったら，効果にかかわらずその時点で投与を中止する仮定である．なおかつ，臨床試験での

投与中止例の実績と薬理学的な考察をもとに，「2 年間で投与を中止した後も，オプジーボ®の治療効果は持続する」という仮定を置いている．投与を中止すれば薬剤費はかからなくなる一方で，効果はそのまま持続するため，ICER はもちろん改善する．非扁平上皮がんでの企業提出データを例にとると，投与期間の仮定の有無で，ICER の数値は £25,000 程度（£8.1 万 vs £10.6 万）変化している．

しかしこの段階では，NICE は投与期間の仮定を採用しなかった．臨床的な不確実性が残ることに加えて，実効性の問題，すなわち「添付文書に記載がない 2 年中止ルールに，現場の臨床医が従うのか？」という指摘がなされ，経済評価モデルには組み込むべきではないとされた．

最終的には，ICER の数値は許容範囲を上回り，原則非給付とされた．ただし PD-L1 の発現率が 10％以上，すなわち高い有効性が期待できる患者については，会社が追加データの収集と値引きを行えば，特別予算の CDF で「2 年間に限って」給付することを提案した．

表 13-16　オプジーボ®（2 回目のアプレイザル）

＊患者群絞って，時限的に Cancer Drugs Fund で給付（最大 2 年）

PD-L1 10%以上	条件提示すれば「CDF 推奨」
PD-L1 10%未満	非推奨

新たなデータ収集計画＋値下げ案提出すれば 2 年間 CDF の予算で給付（それ以降は再評価）

オプジーボ®に対して「PD-L1 発現率 10％以上の患者に CDF 推奨」なる条件提示がなされた直後，2016 年 12 月に対抗馬たるキイトルーダ®の評価結果が公表される．キイトルーダ®の給付条件は，最大投与期間ルール（2 年間）を設定しつつ，PD-L1 発現率 1％以上の患者に推奨するという内容だ．なおかつ，CDF 推奨ではなく，本体予算での給付が認められている．PAS による値引きが加わったとはいえ，より広い対象患者（1％以上 vs 10％以上）に本体予算で認められたことで，オプジーボ®に比べると若干甘めの評価となった．

表 13-17　キイトルーダ®の 1 QALY 獲得あたりの ICER

（非小細胞性肺がん，化学療法経験済み，PD-L1 陽性）

	vs ドセタキセル
2016 年 12 月公表資料（PAS 条件：非公表の割引）	
企業提出・PAS なし	£49,063
外部評価・PAS なし	£61,954

PAS による割引を組み込んだ場合は，「多くのケースで費用対効果は良好」と判断→
投与期間に 2 年間の制限をつけて本体予算で推奨

実質的には £50,000/QALY を「閾値」として扱っている

キイトルーダ®の給付条件がその後のオプジーボ®の交渉に影響したか否かは，筆者は知る術がない．いずれにせよアプレイザル委員会はこの後何度か「ドタキャン」を繰り返し，3 月に出

るはずの最終評価は9月までずれこんだ.

　さて，9月の最終評価の内容である．最初に述べたように，本体予算ではなくCDF推奨となり，キイトルーダ®と同様に患者ごとの最大投与期間（2年間）が設定された．2回目の評価では実効性がないとされた2年縛りルールだが，最終評価では「十分に実施可能である」と判断されている．この判断の変更には，国立がん研究所や腫瘍内科医会などが，「臨床試験の結果からすれば，臨床家は中止ルールを十分に納得できる」とコメントしたことも寄与している．一方でPD-L1発現率は，2回目の評価が扁平上皮がん・非扁平上皮がんともに10%以上だったものが，扁平上皮がんでは条件なし，非扁平上皮がんでは1%以上と，若干投与対象が拡大されている．CDF推奨の条件である追加データの収集は，進行中の臨床試験を継続しつつ，5年間の長期成績をとることで合意した.

表13-18　オプジーボ（最終アプレイザル，2017年9月）

＊Cancer Drugs Fundで「2年間給付」
＊個々の患者の投与期間も，最大2年間

非扁平上皮がん	PD-L1 1%以上
扁平上皮がん	PD-L1 条件なし

長期臨床試験から，5年間の結果を評価するのが「宿題」

▌13-6-2　メークドラマは起こりうる？

　高額薬剤に関して，単に薬価のみを海外と比べてその高低を議論するのは，本質を見失うことにもなる．注目すべきは，「オプジーボ®は英国で5分の1の価格」であることでなく，むしろ「その『安い』価格をもってしても，英国では費用対効果が悪いと判断されている」ことなのである.

　上で述べたとおり，オプジーボ®は日本でも費用対効果のデータ提出の対象となっている．英国ではやや厳しい評価と（現状では）なっているが，日本ではどうだろうか？

　費用対効果評価に関して企業が遵守すべきルールブック，すなわち分析ガイドラインは，費用と効果のデータソース，とくに「国籍」について表13-19のような条件を課している.

　言うまでもなく，費用データは国内のものが優先される．医療環境が異なる海外のデータをそのまま援用することは不可能であろう.

　一方で臨床効果は，国内外を問わず質の高いデータを使うことが原則である．都合の良いデータをつまみ食いで使うのではなく，システマティックレビューを実施したうえでデータを組み込む.

　効果の中でもQOL値は，臨床効果とはやや異なり，国内の研究が優先される．国内の研究が存在しない場合は，海外データの援用も許容される.

　この原則に立って，オプジーボ®の費用対効果を国内と海外でラフに比較してみる.

　まず費用について，オプジーボ®のような高額薬剤では，費用の多くを薬剤費そのものが占め

表 13-19　データの国籍

項　目	国内外の差？？
薬剤費	日本のデータ必須
イベント治療費	日本のデータ必須
臨床的有効性（相対リスク）	海外でも援用可能？
ベースラインのリスク	日本のデータ望ましい？
QOL 値（1 点満点）	日本のデータ望ましい

る．薬剤費は日本がより高いので，日本の方が「不利」な状況となる．

　続いて臨床効果だが，前述のとおり国籍を問わず質の高いデータを用いることが原則となるため，最近の分子標的薬などでは多くの場合どこの国の評価でも同じ臨床試験の結果が援用されている．それゆえ，効果に関しては「引き分け」となる可能性が高い．

　そして QOL 値である．仮に，肺がん増悪時の QOL 値に関し，日本の患者の QOL 値は非常に低く，英国の患者の QOL 値は非常に高いようなことがあれば，増悪を遅らせるオプジーボ®の増分効果（増分 QALY）は大きくなる．ただ，同じ健康状態の QOL 値は人種間で多少は異なるにせよ（だからこそ，国内のデータが優先されるのである），結果に大幅に影響するレベルで変動することはあまり考えにくい．

　3 つの要素をまとめると，費用，とくに薬剤費で大きく不利な状況にある中で，日本での費用対効果が英国のそれと比べて大幅に改善する可能性は低いと考えられる．オプジーボ®に限らず，臨床試験の数が限定されている分子標的薬の費用対効果を考える際には，海外の状況をにらみつつ，費用対効果以外にもどのような要素を強調しうるか（アプレイザルの際に考慮すべき要素として何があるか）を見極める必要がある．考慮するべき要素として「イノベーション」を持ち出すのは一見有用ではあるが，"innovative nature" が個別のアプレイザルで高評価を受けた例は，NICE でも数少ない．どのような医薬品にも当てはまりうる要素は，評価する側からとしてはむしろ使いづらい要素ともなる．個別の薬ごとに，強調しうる要素を熟慮することが重要である．

第14章

費用対効果の政策応用（日本編）

14-1 はじめに

　第 12 章で,「医療でオカネの話をすること」がタブー視されなくなった現状を議論した. 第 13 章では, お金と効き目のバランスを見る費用対効果評価が, 公的医療制度の給付の可否や, 給付価格の調整に世界各国で使われている例を示してきた.

　この章では, 日本での費用対効果評価の使われ方について, 最近の動向を中心に紹介したい. なお, どのように政策に使っていくかについてはまだまだ流動的な部分も多い. ここで紹介するのは, あくまで「2018 年 1 月」現在の状況である. 読者の皆さんがこの本を手にとる頃には, システムが変わっている可能性もあることには留意が必要である.

14-2 日本の「これまで」

　海外に比べて遅れをとっているように思える日本の費用対効果評価だが, その「導入」は意外に早い. 医薬品が承認された後, 薬価申請（すなわち, いくらで保険給付するかの申請）を行う際に, 費用対効果のデータを添付することが認められたのは, 1992 年である. 世界で初めて費用対効果のデータを国レベルで使ったのはオーストラリア（HTA 機関は PBAC）だが, オーストラリアが費用対効果のデータを求めるようになったのは 1993 年. 相当初期から, 日本でも費用対効果評価の可能性は議論されていたことになる.

　データ添付が可能になった直後は, いったん盛り上がりを見せた「費用対効果評価」. しかしこの時のブームは, 一過性のもので終わってしまう. 実際, 90 年代には 30 % 以上の医薬品に経済評価データが添付されていたものが, 00 年代以降は 5 % を下回ってしまった.

　ブームが過ぎ去った理由はさまざまだ. この段階では実際の費用対効果評価ができる人材が不

足していたこと，行政側にも出てきた結果をレビューできる人材がいなかったことなどもある
が，大きな理由としては「データを添付するメリットが見当たらないこと」が挙げられる．当時
も今も，日本の制度上は費用対効果のデータの有無に関わらず，半自動的に保険でカバーされ
る．そのため，データ添付のメリットがあるとすれば，「データをつければ保険で面倒を見ても
らえる」ではなく，「データをつければ薬価を高くつけてもらえる」であろう．実際制度変更当
初は，このような期待が企業側にはあった．費用対効果のデータがあれば，原価計算方式で算定
される可能性が高くなる，あるいは類似薬効比較方式だったとしても，加算がつく可能性が高く
なる…このような打算があれば，データ添付がブームになるのも当然である．

　しかし結論から言えば，データ添付の有無は薬価の高低にはほとんど影響しなかった．いくつ
かの研究で，経済評価データ添付の有無と，「原価計算方式で算定される」もしくは「類似薬効
方式で加算がつく」可能性の大小との関係が分析されたが，結果はいずれも「関連なし」であっ
た．行政側の立場からすれば，提出が任意である以上，敢えて悪い結果を出す企業は存在せず，
「よい」とされる評価結果のみが集まってくることになる．また医療経済評価の方法論自体が発
展途上だったこの当時は，現在の水準からすれば問題点の多い分析もそのまま査読を通過し，論
文として受理されていた．企業にとって有利な仮定を多用して，費用対効果の数字（ICER の数
値）をよく見せた我田引水的な研究でも，世の中に出てしまう時代であった．それゆえ，考慮し
ようにもできない…という事情もあったろう．いずれにしても，提出してもあまり企業側のメ
リットがないのなら，敢えて予算を投じてまで費用対効果の評価を行う意欲は失われていく．費
用対効果の評価を行うことそのものが，「費用対効果が悪い」と判断され，次第に下火になって
いった．

14-3 ｜ 日本の「少し前」から現在は？

　いったん下火になった費用対効果の政策応用だが，医療財政が逼迫したことや，高額な薬の問
題がある程度表面化した 2010 年代になって，再び議論が活発になる．2012 年 4 月，中医協（中
央社会保険医療協議会）に専門の委員会として「費用対効果評価専門部会」が設置され，日本の
保険システムの中でどのように費用対効果評価を活用していくかの議論が始まった．

　「どのように活用していくか」と書いたが，当初から費用対効果評価を導入することが前提
だったわけではない．設置から 1〜2 年間は，積極的な導入を主張する支払側（保険者など）の
委員と，導入そのものを疑問視する診療側（医師など）の委員との間の対立もあった．今までの
平和な時代，すなわちすべての薬が一律にカバーされる状態の継続を望んでいた企業からの専門
委員も，診療側に同調し，導入に慎重な意見を繰り返していた．「積極的な支払側 vs 消極的な
診療側・企業専門委員」という構図がしばらく続き，当初は 2014 年 4 月からの試行導入を目指
していたスケジュールは，やや遅れ気味になった．

　それでも議論が打ち切られることはなく，導入することそのものはほぼ合意が得られた段階

で，第12章で述べた「黒船」3種の薬剤が現れる．第13章で触れたとおり，「オカネよりも命だ」のような情動的かつ単純な意見は，これ以降急速に力を失う．高額薬剤に対する逆風は力を増し，中医協での構図は「支払側・診療側 vs 企業の専門委員」の形に変容していく．

　紆余曲折を経たものの，2016年4月から，費用対効果評価の「試行的導入」が始まった．まず，予測売上げ規模や加算率を参考に，すでに保険でカバーされているものの中から表14-1，表14-2に示す医薬品7品目，医療機器6品目が指定された[1]．これらの品目について，まず企業に費用対効果のデータ提出が求められた．企業からのデータはおおむね2016年中に出そろい，あわせて大学など第三者機関での再分析が実施される．企業からの提出データと，再分析の結果の双方を検討し，第13章で述べたアプレイザル（日本語では総合的評価と訳された）を実施したうえで，最終結果を2018年4月の改訂薬価に反映させる…という流れが決められた（表14-3）．

表 14-1　試行的導入の対象品目（医薬品）

対象となる医薬品		
原価計算	売上高	オプジーボ® （メラノーマ・肺がん）
	加算率	カドサイラ® （乳がん）
類似薬効比較	売上高	ソバルディ® （C型肝炎） ハーボニー®
	加算率	ヴィキラックス® ダクルインザ®・スンベプラ®

表 14-2　試行的導入の対象品目（医療機器）

対象となる医療機器		
原価計算	償還価格	アクティバ RC・バーサイス DBS （振戦など）
	加算	カワスミ Najuta ステントグラフト （胸部大動脈瘤）
類似機能区分比較	償還価格	サピエン XT （大動脈弁狭窄症）
	加算	ジャック （外傷性軟骨欠損）

---

[1] 平成25～27年度に上市された原価計算方式・類似薬効（機器の場合は類似機能区分）比較方式それぞれについて，
　ⅰ）加算率がもっとも大きい製品
　ⅱ）10%以上の加算がついた製品のうち薬は予測売上高，機器は償還価格がもっとも大きい製品
　を抽出した．

表 14-3　これまでの流れ

	主な内容
平成 28 年　4 月	・中医協において対象品目の選定（12 品目） ・企業側において分析準備を開始
5 月	・分析方法等に関する事前相談開始（企業分析について）
6 月	
7 月	・中医協において対象品目の選定（1 品目追加：合計 13 品目） ・企業側において分析準備を開始
8 月	・企業側において分析枠組みを作成
9 月	・専門組織[※1]において分析枠組み等の妥当性につき確認
10 月 〜 平成 29 年　3 月	・企業分析を開始，再分析側において分析準備を開始
4 月	・企業分析の結果を提出
5 月 〜 9 月	・再分析を開始
10 月	・再分析の結果を提出 ・専門組織における，再分析結果に対する企業からの意見陳述
11 月	・専門組織において総合的評価（アプレイザル）の評価結果（案）を作成 ・希望する企業は，専門組織において評価結果（案）に対する不服意見を表明
12 月	・専門組織による評価結果のとりまとめ
平成 30 年度診療報酬改定時	・評価結果に基づく価格調整（予定）

（※ 1）専門組織：費用対効果評価専門組織
（費用対効果評価の試行的導入における取組及び制度化に向けた主な課題について，平成 29 年 12 月 20 日，厚生労働省）

　細かい流れは横に置いて，「すでに保険でカバーされているもの」について費用対効果を「価格調整に用いる」ことが，日本の試行的導入の大きな特徴である．長きにわたって日本流国民皆保険，すなわちすべての薬が同一条件でカバーされる状態に慣れ親しんできた日本に，英国やオーストラリアのような「新しく出た医薬品」について「給付をするか否かの決定」に費用対効果を使うことは，批判を浴びる可能性もあった．新規の医薬品に費用対効果を導入すれば，「今までは 2〜3 か月以内に保険でカバーされていたのが，余計に時間がかかるようになる」というアクセス遅延の問題が起こる．給付の可否に費用対効果を導入すれば，「薬が保険でカバーされなくなる」というアクセス制限の問題が起こる．アクセス制限について，「費用対効果を入れたからアクセス制限が生じたわけではなく，何らかの手段でアクセス制限を行うのが前提で，取捨選択の基準の 1 つが費用対効果である」ことは第 13 章でも触れた．ただ，誤解に基づいた（もしくは，誤解を狙った？）「アクセス制限批判」「アクセス遅延批判」は国内外を問わず多くあった．そのため，費用対効果を既存製品に適用することでアクセス遅延の批判を封じ（保険でカバーされているので，すでにアクセスは確保されている），価格調整に使うことでアクセス制限

の批判を封じる（保険から外すことはしないので，アクセス制限は生じない）という意味で，ある意味巧妙とも言える導入法だと言える．

14-4 | 日本での総合的評価（アプレイザル）は？

先ほど述べたように，企業と再分析班から出た費用対効果評価の結果を吟味しつつ，他の要素も考慮したうえで最終的な判断を下し，次回以降の改定価格に反映させるのが，日本での当面の活用法である．「他の要素を考慮」するのが，アプレイザル（総合的評価）であり，これを担当すべく「費用対効果評価専門組織」が中医協の下に設置された．

混同しがちな名称であるが，「費用対効果専門部会」が制度そのものを議論する場であり，「費用対効果評価専門組織」が個別の事例について総合的評価を下す組織である．名前からは「費用対効果評価」を「専門」に行う組織と読めてしまうが，主要の機能は（あくまで当初の目的としては）費用対効果以外の要素を考慮する組織であり，これまたややこしい状況にある．

表 14-4　アプレイザルの評価項目

考慮要素	該当する品目の要件
①感染症対策といった公衆衛生的観点での有用性	感染症対策上の有用性が大きいなど，患者本人以外に対する有用性が高い品目 （これらは ICER の値に反映されないため）
②公的医療の立場からの分析には含まれない追加的な費用（ガイドラインにおいて認められたものに限る）	費用対効果について，公的介護費や生産性損失を含めた分析が行われ，当該分析において公的医療保険の立場からの分析に比して費用対効果が著しく改善する品目
③重篤な疾患で QOL は大きく向上しないが生存期間が延長する治療	重篤な（生命の危険がある）疾患に対する治療であって，治療により，必ずしも QOL は大きく改善しないが，比較対照に比して生存期間が一定程度延長する品目 （生存期間延長の価値が ICER に十分に反映されないと考えられるため）
④代替治療が十分に存在しない疾患の治療	希少な難病等に対する治療であって，他に代替する治療がない品目 （これらの医薬品・医療機器の開発を阻害しないため）

（費用対効果評価の試行的導入における取組及び制度化に向けた主な課題について，平成 29 年 12 月 20 日，厚生労働省）

この専門組織が，アプレイザルの際に考慮すべき点として，以下のポイントが提示されている．
1）感染症対策といった公衆衛生的観点での有効性

第 1 章で述べたように，感染症予防は本人だけでなく，まわりの人にも効果（集団免疫）を発揮する．本人以外への効果は，直接の ICER の値には反映されないことを考慮して，この要素を加えている．
2）公的医療の立場からの分析には含まれない追加的な費用

日本のガイドラインでは，英国その他と同様に，基本の分析では医療費のみを分析に含めるの

がルールだ（公的医療費支払者の立場）．介護費や生産性損失は算入しないのが原則だが，これらの費用を入れると結果が著しく改善する場合は，アプレイザルで考慮するものとした．

3）重篤な疾患でQOLは大きく向上しないが，生存期間が延長する治療

第13章で触れた，英国の終末期特例類似の基準である．重篤な疾患であればQOL値は低く抑えられており，仮に余命が伸びたとしても，増分効果の絶対量はどうしても小さくなり，価値がICERには十分に反映されない点を考慮している．

4）代替治療が十分に存在しない疾患の治療

難病など，その薬が存在しなかった場合に他に代替する治療がない品目について，治療法の開発を阻害しないことが目的である．

当初はこの4項目に加えて，「イノベーション」「小児を対象とする医療技術」の2項目が提案されていた．しかし議論の過程で「イノベーションの要素は，薬価算定の加算システムですでに考慮されている」などの意見が出たことから，最終案では削除されている．

現行のルールでは，4項目に該当した場合，1つ当てはまるごとにICERの値を5％引き下げて調整するものとされる．

14-5 価格への反映法とは？

日本の試行的導入では，費用対効果のデータを給付の可否ではなく価格調整に用いるとされている．「費用対効果のデータで価格調整」と書くと，すぐにイメージできるのは，ICERの値を価格の調整幅と1対1対応させることだろう．例えば，「1 QALYあたり1,000万円ならば−10％，1 QALYあたり200万円ならば＋10％」のような手法である．

しかし，このような直接ICERの数値を価格調整幅に対応させるようなシステムをとる国は，少なくとも主要国では存在しない．第13章で述べたフランスは，費用対効果のデータを価格調整に用いている．ただしその活用法は，ICERの数値でなく分析の方法論のチェックが主眼で，分析に関して大きな問題点がある場合は価格交渉における「優先権」を失うという形式である．ICERの値そのものは，価格や追加的有用性レベル（ASMRレベル）に影響しないことは，第13章で述べたとおりである．

なぜ，シンプルな1対1対応をとる国がこれまで存在しなかったのか？理由はいくつか挙げられる．

まずは，不確実性の問題である．どのような分析であれ，有効性データそのもの・有効性データからのQOL値の推計・モデルを使った長期推計・費用のパラメータなど，多くの不確実性を含む．だからこそ，不確実性の大きさが最終結果にどの程度影響するかを評価する感度分析の実施が不可欠なのである．

ICERの値そのものは，不確実性がある以上，どうしてもある程度の変動幅をもつ．費用対効果の結果（すなわち，ICERの数値）を英国のように給付の可否に用いるのであれば，点推定値

と変動幅の大きさの双方を考えつつ，最終判断を下すことができる．しかし価格に用いる際に，ICER と価格との 1 対 1 対応をつけてしまうと，価格そのものには幅をもたせることができない以上，不確実性にともなう変動幅を考えに入れることは非常に難しくなる．

　2 つ以上の患者集団（異なる病気や，同じ病気でも重症・軽症者など）に使われる医薬品の場合，不確実性から派生するもう 1 つの問題が生じる．使われる患者集団が異なれば，有効性は異なることが自然である．ICER は増分効果÷増分費用で算出するから，比較対照の有効性や比較対照そのものの価格が患者集団ごとに変化すれば，当然 ICER の数値も変わる．

　患者集団ごとに ICER が変わるのならば，同じ薬でも集団 A には費用対効果がよくて，集団 B には費用対効果が悪い…というようなことは自然に起こる．

　給付の可否に用いる場合は，対応はそれほど難しくない．集団 A にのみ使用を認めればよいからだ．実際英国でも，対象患者を（重症の患者や高リスクの患者など）絞り込んだうえで給付を認める "optimize" は，多くの薬で行われている．第 13 章で紹介した非小細胞性肺がんに対するオプジーボ® も，PD-L1 が陽性の患者にのみ使用可能という点で，費用対効果の優れた集団に絞り込みがなされている一例だといえる．

　では，価格に用いる場合はどうだろう？

　給付の可否と同じ論理を適用すれば，費用対効果のよい集団 A では値段を引き上げ，悪い集団 B では引き下げる…となりうるが，同じ医薬品の公定価格を患者によって変動させることは不可能である．海外のようにリベート（製薬会社から保険者へ薬剤費の一部を払い戻す）の設定ができる国であれば，集団 B に使う場合はリベートを引き上げるような対応も可能だが（イタリアの HTA 機関 AIFA は，このスタイルをとる），現行の日本のシステムはリベートのような値引きに対応していないため，実現はやはり難しくなる．

　フランスのように，費用対効果の結果（ICER の数値）と価格を直接リンクせずに交渉を挟む手法は，この点で一考の余地がある．1 対 1 対応では難しい不確実性の問題を，価格決定プロセスにある程度の柔軟性を挟むことで，解決を図る方法である．

　2018 年 1 月現在，日本の中医協で議論されているのは，上で「難しい」と紹介した「ICER の値を価格に 1 対 1 対応させる」手法である．具体的な計算式は提示されていないが，費用対効果評価専門組織が提示した ICER を，価格変動のパーセンテージに直接対応させる予定である．オプジーボ® のように複数適応疾患がある場合には，各疾患ごとに ICER を計算したうえで，患者分布で重みづけした ICER を計算することが提案されている．本来の ICER の定義に従えば，「疾患を問わず国全体に発生する増分費用」を，「国全体での増分 QALY」で除して算出するのが自然であり，手法が違えば重みつき ICER の数値も変わるので，不確実性への対応はさらに難しくなる．

　2017 年 11 月の中医協では，試行的導入の対象になった品目について，企業が提出したデータと再分析班が出したデータとで，ICER の数値が大きく異なる例があることが報告された．ICER の値が仮定の置き方や使用データによって変わることはある意味当然で，英国 NICE の評価でも 2 つのデータで 2 倍以上値が変わることは珍しくない．ただ，十分に時間をとってアプレ

イザルを行う（オプジーボ®の場合は，2年以上かけてアプレイザルを5回実施）英国に比べて，とくに試行的導入の段階では時間も経験も不足していた．そこで，当面は企業と再分析班が出したICERのうち低いほうの値（より費用対効果が良好な値．多くの場合は企業提出資料のもの）を用いて，価格調整を実施する方向である．

　2019年4月に予定されている本格的導入に向けて，日本は当面は「価格への」「直接的応用」というやや難しい方法を選んだことになる．さまざまな問題点が出てくるのはある意味当然であり，十分議論を尽くしたうえでのよりよい制度設計を望みたい（図14-1）．

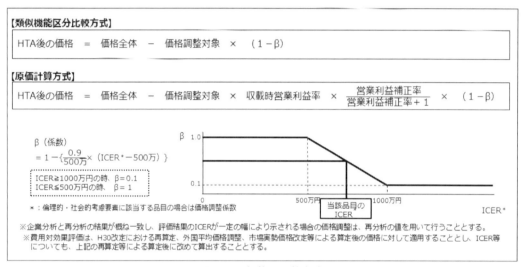

図14-1　価格の調整方法
(費用対効果評価の試行的導入における取組及び制度化に向けた主な課題について，平成29年12月20日，厚生労働省)

　患者集団の絞り込み，すなわち高額な分子標的薬を無秩序に使うのではなく，（遺伝子その他の背景要因から）高い有効性が期待できる患者集団にのみ用いる…この発想自体は，それほど新しいものではない．2000年代初頭から盛り上がったpharmacogeneticsの派生形として，費用対効果を考慮した個別化医療の可能性が議論されていた．

　大きな違いは，先ほどから述べてきた高額薬剤を取り巻く環境の変化である．10年前の議論が（殊に費用対効果に関して）十分に盛り上がらなかった一因は，「効き目が少しでも上回るならば，その薬をできる限り多くの人に使うべきである」という主張や，メーカーの論理を代弁した「ターゲットを絞り込むことは，そのまま売り上げ減少につながる」のような主張に対し，医療の効率性の観点からの反論が（当時の環境下では）非常に難しかったことによる．

　時代は流れ，がんの分子標的薬の議論の際にお金の要素は忌避される存在から不可欠なテーマへと変貌を遂げた．高額薬剤を開発する側の説明責任として，闇雲に適応を拡げるのではなく，「値段に見合った効き目のある」患者を絞り込むことが求められる．もっとも，絞り込むことで費用対効果は改善するものの，「絞り込んでも依然として費用対効果が悪い」ような薬剤も少な

第 14 章　費用対効果の政策応用（日本編）　　*135*

くない．定性的な議論ではなく，絞り込みによってどの程度費用対効果が改善するのか，財政影響はどの程度まで圧縮されるのかについては，それこそ個別の薬剤ごとの議論が不可欠である．

14-6 すでにある例とは？

ここまで，主に医薬品を中心に，日本における費用対効果の政策応用の流れを概説してきた．医薬品についてはまさに「これから」の領域であるが，実はすでに費用対効果のデータが日本でも検討された例がある．

日本の医療保険は，ケガや病気の治療が対象で，予防はその範疇外である．それゆえ，予防接種は医療保険の対象とはならず，別途予防接種法によって「定期接種」とされたもののみが公費助成され，「任意接種」とされたものは自己負担となる．この点について，2010 年から，さまざまな任意接種（接種費用は自己負担）のワクチンについて，定期接種化（接種費用は公費負担）の可否を判断する際に，その費用対効果も議論されている．半自動的に給付対象にはならない分，新たな投資に見合った効き目があるかどうかがクローズアップされた例だといえる．

同じ例として，禁煙治療の評価がある．

禁煙治療は 2006 年までは保険適用がなく，2006 年 4 月に「ニコチン依存症管理料」が診療報酬に新設されて初めて保険での診療ができるようになった．名称からもわかるように，がんや循環器疾患を「予防」するための禁煙治療ではなく，喫煙そのもの，もしくは「禁煙したくてもできない」こと自体を「ニコチン依存症」という疾患ととらえ，それを治療するための介入と位置づけて，保険適用を可能にしている．

ニコチン依存症管理料の新設を議論する際には，有効性に加えてこの費用対効果も問題となった．自動的に保険適用されていた医薬品とは異なり，禁煙治療は「手技」の評価であることも，費用対効果の問題がクローズアップされる一因になったといえる．

禁煙治療に限らず，予防介入の費用対効果を評価する際には，効果が出るまでに時間がかかることが通常である．あわせて喫煙の病気発症への影響は，喫煙期間が長いほど，吸っている本数が多いほど，累積的に上昇していく．また禁煙してから発症リスクがもとに戻るまでの時間は疾患によって異なり，循環器疾患のように直後にリスクがもと通りになる疾患と，がんのように長期間かけてリスクが低下する疾患とでは，別々に評価する必要がある．

これらの状況を踏まえて，禁煙成功者と禁煙失敗者（喫煙継続者）それぞれに関し，生涯の医療費と期待生存年（期待 LY）・期待 QALY を算出する医療経済評価モデルを筆者が構築した．モデルの概形は図 14-2 に示すとおりである．

解析対象となる喫煙者は，禁煙成功率 p に応じて，初期状態で禁煙成功-健康の状態に確率 p，禁煙失敗-健康の状態に確率 1-p で割り振られる．その後サイクルごとに確率が計算され，5 つの状態を推移していく．図 14-2 における矢印の太さは，確率の大小を表している．

喫煙関連疾患の罹患率は，性，年齢，喫煙状況，疾患別に異なる値がモデルに組み込まれてい

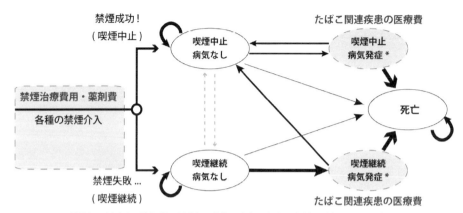
図14-2 どんなモデル？

る．同じ性，年齢，疾患でも，禁煙成功者（禁煙成功-健康）と禁煙失敗者（禁煙失敗-健康）とでは発症確率，すなわち非喫煙-疾患発症と喫煙-疾患発症に移行する確率が異なる．

そして疾患を発症した状態になると，疾患のコストが発生するとともに，生存確率が減少する．すなわち疾患を発症すると，自然死亡確率ではなく疾患ごとに組み込んだ生存確率が適用される．

このモデル（マルコフモデル）を用いた評価では，ニコチンパッチなどの禁煙補助薬・禁煙治療薬バレニクリンは，いずれも無治療（意思のみでの禁煙）や禁煙指導のみを行う場合と比較して期待医療費は安くなり，期待生存年・期待QALYは増大するdominant（優位）の状態となった．前述のとおり，介入にかかる費用よりも将来減らせる医療費が上回り，結果的に削減となる介入は非常にまれである．禁煙治療の導入がdominantになったことは，他の介入と比べても禁煙治療の費用対効果が非常に優れていることを示唆するものである．

同様のモデルを用いて，1人の喫煙者が禁煙に成功したときの生涯医療費の推計も性・年齢別に実施している．結果は表14-5に示すとおりで，喫煙者と非喫煙者での喫煙関連疾患の医療費の差額は男性で89.9万円（20歳代）から143.9万円（50歳代），女性で58.5万円（20歳代）から89.5万円（40歳代）となった．なお20歳代よりも40歳代のほうが生涯医療費の差額が小さいのは，関連疾患罹患のタイミングを考慮したうえで，将来発生する医療費を現在の価値に調整する割引（discount）を適用しているためである．例えば肺がんの罹患率は，30代では極めて小さく，加齢とともに急激に上昇する．肺がんを70歳で発症すると仮定すると，20歳で禁煙した場合には影響が出るのは50年後，40歳の場合は30年後となる．将来の価値を現在の価値に調整する際には，期間が長い方がより調整幅が大きくなり，金額としては小さくなる．そのため，20代の生涯医療費＜40代の生涯医療費となる．健康面に関しては，全年齢を統合した際に男性0.868 QALY・女性0.513 QALYの増大が見込まれる．

構築したモデルはさまざまな禁煙政策の費用対効果評価に応用され，2006年のニコチン依存症管理料導入の際には中医協にもこのモデルによる分析結果が提出された．ただし，複数回の禁

第 14 章　費用対効果の政策応用（日本編）　*137*

表 14-5　喫煙者と禁煙者の 1 人あたりの生涯医療費（万円，割引あり）

男性	喫煙者	禁煙者	差額	女性	喫煙者	禁煙者	差額
20 歳代	197.4	107.5	89.9	20 歳代	132.1	73.6	58.5
30 歳代	256.5	140.6	115.9	30 歳代	167.5	96.0	71.4
40 歳代	316.8	175.9	140.9	40 歳代	208.2	118.7	89.5
50 歳代	381.5	237.5	143.9	50 歳代	239.4	153.9	85.5
60 歳代	376.0	254.6	121.4	60 歳代	222.4	159.5	62.8

煙試行を考慮できないこと，疾患にかかるタイミングが限定（5 年を 1 サイクルとしており，1 サイクルには 1 つの病気しか罹患しない）されていることなど，さまざまな限界があった．このような限界点を克服できる新たなモデルとして，discrete event simulation モデル（DES モデル，離散イベントシミュレーションモデル）に基づく禁煙の経済評価モデルを米国の研究をもとに筆者が開発した．DES モデルでは，疾患にかかるタイミングを任意に設定できることに加え，一度禁煙に失敗した喫煙者が再度禁煙にチャレンジすることや，複数回の禁煙試行を通した累積的な禁煙期間の考慮が可能である．例えば「1 回目の試行で 2 年間禁煙に成功したが，その後失敗．2 回目の試行では再喫煙がなく，10 年間禁煙を維持できている」ような喫煙者について，2 年間 + 10 年間 = 12 年間分の禁煙の影響を捕捉できる．

　DES モデルを用いて，意思のみ・NRT（ニコチン置換療法）・バレニクリン 3 つの介入の費用（医療費と，早期死亡にともなう生産性損失）とアウトカムを推計した．

　NRT やバレニクリンを使うと，意思のみで禁煙を試みた場合と比較していずれも費用は安く，アウトカムは改善する dominant となる．

　NRT を使用した場合は医療費削減額が 15.2 万円，生産性損失の削減額が 19.8 万円で，0.07 QALY の増大を見込める．

　バレニクリンを使用した場合は医療費削減額が 17.6 万円，生産性損失の削減額が 31.4 万円で，0.10 QALY の増大を見込める．

　より実態に近いモデルを使った分析でも，禁煙治療が費用対効果に極めて優れる介入であることが明らかになった．

　保険による禁煙治療，いわゆる「ニコチン依存症管理料」の算定に関しては，2016 年 3 月までブリンクマン指数（1 日喫煙本数×喫煙年数）200 以上という制限が課せられていた．この制限のために，特に喫煙年数の浅い若年層で禁煙治療が受けられない状況が生じていた．ブリンクマン指数撤廃に向けた中央社会保険医療協議会での折衝の場では，モデルから試算した 20 歳代の医療費削減効果のデータが参考資料として提示された．先述のとおり，2006 年のニコチン依存症管理料導入に関する議論の場でも，モデルから試算した NRT・禁煙指導の費用対効果のデータが用いられている．新規導入にせよ適応範囲の拡大にせよ，保険者の立場からすれば，給付金額の増大に見合ったメリットが得られるかどうかを医療費削減・健康アウトカムの改善の双方から評価するのはある意味必然とも言える．

　2016 年の中医協の議論では，複数回の禁煙試行の及ぼす効果に関する言及もあった．構築し

た禁煙治療の評価モデルによって定量的な情報が提供されることは，合理的な禁煙政策推進にも，貢献できる部分は大きいと考える．

【参 考 文 献】

1) Dakin H, Devlin N, Feng Y, *et al.*, The influence of cost-effectiveness and other factors on NICE decisions., *Health Econ.*, 2014; 24: 1256-71.

2) Devlin N, Parkin D, Does NICE have a cost-effectiveness threshold and what other factors influence its decisions? A binary choice analysis., *Health Econ.*, 2004; 13 (5): 437-52.

3) Drummond MF, Sculpher MJ, Claxton K, *et al.*, Methods for the Economic Evaluation of Health Care Programmes, (4th edition)., Oxford University Press, 2015.

4) Elliot M, Larson B, Kazi DS, *et al.*, Thresholds for the cost-effectiveness of interventions: alternative approaches., *Bulletin of the World Health Organization*, 2015; 93: 118-24.

5) Haute Autorité de Santé (HAS)., Guide Choix méthodologiques pour l'évaluation économique à la HAS., HAS, 2012.

6) Igarashi A, Goto R, Suwa K, *et al.*, Cost-effectiveness analysis of smoking cessation interventions in Japan using a discrete event simulation., *Applied Health Economics and Health Policy*, 2016; 14 (1): 7787.

7) Igarashi A, Tang W, Cure S, *et al.*, Cost-utility analysis of sofosbuvir for the treatment of genotype 2 chronic hepatitis C in Japan., *Curr. Med. Res. Opin.*, 2017; 33(1): 1-10.

8) Igarashi A, Tang W, Guerra I, Marié L, Cure S, Lopresti M, Cost-utility analysis of ledipasvir/sofosbuvir for the treatment of genotype 1 chronic hepatitis C in Japan., *Curr. Med. Res. Opin.*, 2017; 33(1): 11-21.

9) Kigozi J, Jowett S, Lewis M, *et al.*, Estimating productivity costs using the friction cost approach in practice: a systematic review., *Eur. J. Health. Econ.*, 2016; 17(1): 31-44.

10) Shiroiwa T, Fukuda T, Ikeda S, Igarashi A, *et al.*, Japanese population norms for preference-based measures: EQ-5D-3L, EQ-5D-5L, and SF-6D., *Qual. Life. Res.*, 2015 [online first].

11) Shiroiwa T, Igarashi A, Fukuda T, Ikeda S, WTP for a QALY and health states: More money for severer health states?, *Cost Effectiveness and Resource Allocation*, 2013; 11(22). doi: 10.1186/1478-7547-11-22.

12) Shiroiwa T, Sung YK, Fukuda T, *et al.*, International survey on willingness-to-pay (WTP) for one additional QALY gained: what is the threshold of cost effectiveness?, *Health Econ.*, 2010; 19 (4): 422-37.

13) Stewart G., Eddowes L., Hamerslag L., *et al.*, The impact of NICE's end-of-life threshold on patient access to new cancer therapies in England and Wales., *Value in Health*, 2014; 17; A6.

14) The National Institute for Health and Care Excellence (NICE). Guide to the Methods of Technology Appraisal, The National Institute for Health and Care Excellence, 2013.

15) Toumi M, Remuzat C, Hammi EE, *et al.*, Current process and future path for health economic assessment of pharmaceuticals in France., *J. Mark. Access Health Policy*, 2015 Jun 4; 3.

16) Towse A, Pritchard C, Devlin N (eds.), Cost-effectiveness thresholds; economic and ethical issues. King's fund and Office of Health Economics, 2002.

17) Weinstein MC., Editorial: A QALY is a QALY is a QALY - or is it?, *Health Econ.*, 1988; 7: 289-90.

18) Woods B, Revill P, Sculpher M, Claxton K, Country-level cost-effectiveness thresholds: initial estimates and the need for further research., *Value in Health*, 2016; 19(8): 929-35.

19) Zhang W, Gignac MA, Beaton D, *et al.*, Productivity loss due to presenteeism among patients with arthritis: estimates from 4 instruments., *J. Rheumatol.*, 2010; 37(9): 1805-14.

20) 厚生労働科学研究費補助金（政策総合科学研究事業）「医療経済評価の政策応用に向けた評価手法およびデータの標準化と評価のしくみの構築に関する研究班（研究代表者：福田敬），中央社会保険医療協議会における費用対効果評価の分析ガイドライン，厚生労働省，2015．（URL：http://www.mhlw.go.jp/file/05-Shingikai-12404000-Hokenkyoku-Iryouka/0000104722.pdf）

21) 厚生労働省，中央社会保険医療協議会　薬価専門部会第 120 回　参考資料．（URL：http://www.mhlw.go.jp/stf/shingi2/0000142863.html）

22) 厚生労働省，中央社会保険医療協議会　費用対効果評価専門部会・薬価専門部会・保険医療材料専門部会合同部会（第 6 回）参考資料．（URL：http://www.mhlw.go.jp/stf/shingi2/0000188708.html）

23) 池田俊也，白岩健，五十嵐中，能登真一，福田敬，齋藤信也，下妻晃二郎，日本語版 EQ-5D-5L におけるスコアリング法の開発，保健医療科学，2015；64（1）：47-55.

24) 福田敬，白岩健，池田俊也，五十嵐中，他，医療経済評価における分析手法に関するガイドライン，保健医療科学，2013；62（6）：625-40.

索　引

あ行

ICER の閾値	39
アウトカム	20
アウトカム指標	60
アクセス制限	98, 114, 130
アセスメント	107
アブセンティーイズム	35
アプレイザル	107, 122, 131
閾値（いきち）	29, 62, 109
閾値の運用法	64
移行確率	77
一次元感度分析	87
一定期間	78
医療技術評価	64
医療経済学	5
医療資源	5, 41
医療制度	97
医療の特殊性	5
医療費	34
医療費削減	20
医療費支払者の立場	32
医療保険	10
医療保険制度	97
1 サイクル	78
動かないお金	34
動くお金	34
後向き研究	53
エビデンスレベル	46
エンドポイント	45
オプジーボ®	100, 122

か行

外国価格調整	112
外的妥当性	55
外部性	7
価格調整	132
確率感度分析	92
確率論的感度分析	92
価値財	8
頑健	88
頑健性	88
患者アクセススキーム	112

患者の立場	31
患者報告アウトカム	61
間接比較	59
間接費用	34
感度分析	87
ガンマ分布	92
キイトルーダ®	124
機会損失	63
機会費用	35, 63
逆選択	17
QOL 値	80, 110
協会けんぽ	12
共済組合	12
許容可能性曲線	94
QALY と LY の関係	62
QALY の閾値	62
QALY の取扱い法	121
組合	12
組合管掌健康保険	12
組合健保	12
クリームスキミング	17
決定樹モデル	69
決定論的感度分析	92
原価計算方式	100
研究デザイン	46
健康アウトカム	20
健康価値	63
健康保険	13
限定された社会の立場	33
健保	13
効果	55
効果のはかり方	45, 57
効果の分類法	45
後期高齢者医療制度	13
公共財	7
公定価格	41
公的医療制度	9, 109
公的保険	10
公的保険制度	9
効能	55
公平性	7
交絡因子	48
国保	13

国保組合	13
国民医療費	97
国民皆保険	11, 97
国民皆保険制度	97
国民健康保険	13
国民健康保険組合	13
国民総所得	64
国民保健サービス	107
コホート研究	49
コントロール群	48

さ行

再算定	102
最適使用ガイドライン	104
三次元感度分析	90
三た論法	47
閾値（しきいち）	26, 62, 109
閾値の運用法	64
資源消費量	41
資源消費量の推計法	42
資源の適正配分	15
市場拡大再算定	102
システマティックレビュー	54
自然死亡	78
疾患による QOL の低下部分	29
疾患による平均余命の減少部分	29
質調整生存年	28
疾病負担	29
支払意思	63
支払意思法	39
死亡率	82
社会の立場	32
終末期特例	110
終末期の医療に用いられる薬剤	110
出版バイアス	54
需要の不確実性	6
障害調整生存年	29
状態推移モデル	75
情報の非対称性	6
症例集積	48
症例対照研究	53
症例報告	47

人的資本法	37
真のアウトカム	45
信頼性の基準	46
診療報酬のデータ	43
推移確率	77
生活の質	28, 60
正規分布	93
生産性損失	34
製造原価	101
生存年数	28
制度間移転	15
政府管掌健康保険	12
生命表	78
セカンダリアウトカム	46
絶対的有用性	59
全国健康保険協会	12
全国健康保険協会管掌健康	
保険	12
総合的評価	131
相対的・追加的有用性	59
相対的有用性	107
増分費用効果比	22
ソバルディ®	100, 115

た行

対照群	48
対数正規分布	92
代理のアウトカム	45
多次元感度分析	90
ダブルブラインドRCT	52
単価の推計法	41
抽出	51
直接比較	59
直接費用	34
賃金構造基本統計調査	36
賃金センサス	36
追加的な医療上の利益	118
追加的有用性	59, 107
ディシジョン	107
特例再算定	102

な行

NICEの実例	122
NICEの役割	109

内的妥当性	55
ナショナルデータベース	43
二項選択法	63
ニコチン依存症管理料	135
二次元感度分析	90
二重盲検RCT	52
ネガティブリスト	11
ネットワークメタアナリ	
シス	59

は行

ハーボニー®	100
判断樹モデル	69
非医療費	34
比較効果研究	60
比較対照の設定法	58
比較臨床試験	50
非競合性	7
非排除性	7
被保険者	10, 16
費用	32
費用効果比	22
費用効果分析	28
費用効用分析	28
費用最小化分析	27
被用者保険	12
費用対効果	19
費用対効果受容曲線	94
費用対効果の政策応用	
	105, 127
費用対効果の評価	22, 27
費用対効果評価	57
費用対効果評価専門組織	131
費用対効果評価専門部会	128
費用対効果評価の使われ方	
	127
費用の推計法	31, 41
費用便益分析	30
非ランダム化比較試験	50
プライマリアウトカム	46
ブラインド化	52
フランスのシステム	117
プレゼンティーイズム	35
PROBE法	53
分析ガイドライン	125
分析期間	68, 82
分析の立場	31

平均余命	82
ベータ分布	92
便益	30
保険	9
保険加入者	10
保険者	10, 16
保険者の立場	31
ポジティブリスト	11
保守的な仮定	88

ま行

前向き研究	53
摩擦費用法	37
マルコフモデル	75, 136
マルコフモデルの原則	82
民間保険	10
メタアナリシス	54
メタ分析	54
メリット財	8
盲検化	52
モデルを使った分析手法	
	67, 75, 87
モンテカルロシミュレー	
ション	84

や行

薬剤経済学	19
薬剤経済評価	27

ら行

ランダム化比較試験	51
罹患率	82
離散イベントシミュレー	
ションモデル	85, 137
リスク共有スキーム	112
類似薬効比較方式	102
レセプト	80
レセプトデータ	43
レセプト病名	44
レパーサ®	101

わ

割付	50

索 引 *143*

A

absenteeism	35
acceptability curve	94
Advisory Committee on Immuniation Practices (ACIP)	39
A FIRST CLASS SERVICE	114
allocation	50
amelioration du service médical rendu (ASMR)	118

B

benefit	30
budget impact test	115

C

Cancer Drugs Fund (CDF)	113
case-control study	53
case report	47
case series	48
CEPS	117
chance node	70
cohort study	49
comparative effectiveness research (CER)	60
confounding factor	48
control	48
controlled clinical trial (CCT)	50
cost-benefit analysis (CBA)	30
cost-effectiveness acceptability curve (CEAC)	94
cost-effectiveness analysis (CEA)	29
cost-effectiveness ratio (CER)	22
cost-minimisation analysis (CMA)	27
cost-utility analysis (CUA)	29

D

db-RCT	52
decision node	70
decision tree model	69

deterministic sensitivity analysis (DSA)	92
direct cost	34
disability-adjusted life years (DALY)	29
discrete event simulation (DES) model	85, 137
disease burden	29

E

EBM	55
effectiveness	55
efficacy	55
expected value (EV)	89
external validity	55
externality	7

F

friction cost method	37

G

GDP	63
GNI	64

H

HAS	117
Haute Autorité de Santé (HAS)	106
health economics	5
health outcome	20
health technology assessment (HTA)	64, 105
healthcare payer's perspective	32
HITAP	64
human capital method	37

I

ICER	24, 29
incremental cost-effectiveness ratio (ICER)	22
indirect cost	34
Institut für Qualität und Wirtschaftlichkeit im Gesundheitswesen (IQWIG)	106
internal validity	55
International Network of Agencies for Health Technology Assessment (INAHTA)	106

L

life-extending treatment at the end of life	110
life year (LY)	28

M

merit goods	8
meta-analysis	54

N

National Health Service (NHS)	107
National Institute for Health and Care Excellence (NICE)	64, 106
NDB	43

O

one-way sensitivity analysis	87
open RCT	52
opportunity cost	35
outcome measure	60

P

patient access scheme	112
patient-reported outcome (PRO)	61
perspective	31
Pharmaceutical Benefits Advisory Committee (PBAC)	106
Pharmaceutical Benefits Scheme (PBS)	107
presenteeism	35
probabilistic sensitivity analysis (PSA)	92
productivity loss	34
publication bias	54

Q

QALY	109, 121
quality adjusted life year (QALY)	28, 61
quality of life (QOL)	28, 60

R

randomized controlled trial (RCT)	51
resource use	41

restricted societal
  perspective 33
risk sharing scheme 112
robust 88
robustness 88

S

sampling 51
scattered plot 93
sensitivity analysis 87
service médical rendu
  (SMR) 117
societal perspective 32

T

terminal node 71
threshold 29, 62, 109
tornado diagram 89
transition probability 77

U

UNCAM 117
universal health coverage
  (UHC) 97

V

viewpoint 31

W

willingness-to-pay 39, 63

Y

years lost due to disability
  (YLD) 29
years of life lost (YLL) 29

───著者プロフィール───

五十嵐　中（いがらし　あたる）
　東京大学大学院薬学系研究科　医薬政策学　特任准教授
　横浜市立大学医学部　客員准教授
　一般社団法人　医療経済評価総合研究所　代表

　2002 年　東京大学薬学部薬学科卒業
　2008 年　東京大学大学院薬学系研究科博士後期課程修了　博士（薬学）
　2008 年　東京大学大学院薬学系研究科特任助教
　2015 年　東京大学大学院薬学系研究科特任准教授
　2010 年より，一般社団法人　医療経済評価総合研究所　代表を兼務

　学部生時代・研究室配属の 2001 年に「たまたま」出会った費用対効果
評価に浸かり，そのまま本職に．医療統計・医療経済・薬剤経済な
ど，さまざまな講義・講演を担当しつつ現在に至る．どこでどんな話
をしても，「予備校みたい」と評価される．当面の目標は，残り 1.7 ％
（28,000 キロ中残り 500 キロ）に迫った国内鉄道全線完乗．

ちゃんとした薬剤経済学 ─正しい「医療とお金」とは？─
定価（本体　3,800 円＋税）

───────────────────────────────────────
2018 年 3 月 20 日　　初版発行©
───────────────────────────────────────
著　　　者　五 十 嵐　　中

発 行 者　廣 川 重 男

印 刷・製 本　㈱アイワード
表紙デザイン　㈲羽鳥事務所
───────────────────────────────────────
発 行 所　京 都 廣 川 書 店
　　　　　　東京事務所　東京都千代田区神田小川町 2-6-12 東観小川町ビル
　　　　　　　　　　　　TEL 03-5283-2045　FAX 03-5283-2046
　　　　　　京都事務所　京都市山科区御陵中内町　京都薬科大学内
　　　　　　　　　　　　TEL 075-595-0045　FAX 075-595-0046
───────────────────────────────────────
　　　　　　　　　URL：http://www.kyoto-hirokawa.co.jp/

京都廣川・刊行書 ③

薬とお金・社会との関係を科学する
新釈薬剤経済学
著 近畿大学准教授 大鳥 徹

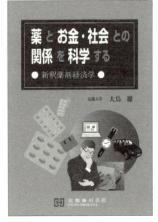

薬にも医療にも莫大にかかるお金。
いかに効率的に医療を実践し、高い効果を得るか。
身近な話題からアプローチし、科学的にその解決策を探る。

B5判　160頁　4,400円（税別）
ISBNコード：978-4-909197-04-7

社会・医療と薬学
社会・医療・患者・お金・科学との
関わり方について考える
著 京都薬科大学客員教授 北澤 京子

薬の先には患者や患者を取り巻く社会がある。
この一般的なことを忘れがちな薬学に、
より高いQOLを得るために何をすべきか、
理論的に説いた啓蒙テキスト。

A5判　216頁　3,400円（税別）
ISBNコード：978-4-906992-99-7

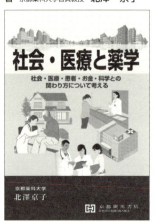

詳説 薬剤経済学 [第3版]
次世代に向けた医療経済学・地域医療学
共著　大阪薬科大学教授　恩田 光子
　　　京都薬科大学非常勤講師　砂川 雅之
　　　神戸薬科大学講師　森脇 健介
　　　姫路獨協大学薬学部教授　栁澤振一郎

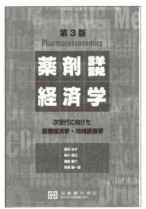

法規・制度等を最新版に差し替え、医療の効率的な配分として
の医療経済学、また地域包括ケアシステム構築に向けた地域
医療学を盛り込み、新時代への対応を目指したテキスト。

B5判　408頁　6,000円（税別）
ISBNコード：978-4-906992-90-4

京都廣川書店
KYOTO HIROKAWA　URL: http://www.kyoto-hirokawa.co.jp/